U0338954

手到病自除

随用随查

张威 编著

  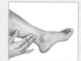

天津出版传媒集团

天津科学技术出版社

图书在版编目（CIP）数据

手到病自除随用随查 / 张威编著 . —天津：天津科学技术出版社，2013.8（2024.4 重印）

ISBN 978-7-5308-8290-0

Ⅰ.①手… Ⅱ.①张… Ⅲ.①常见病 – 中医疗法 Ⅳ.① R242

中国版本图书馆 CIP 数据核字（2013）第 206074 号

手到病自除随用随查

SHOUDAOBING ZICHU SUIYONG SUICHA

策划编辑：杨　譞
责任编辑：张　跃
责任印制：刘　彤

出　　版：天津出版传媒集团
　　　　　天津科学技术出版社
地　　址：天津市西康路 35 号
邮　　编：300051
电　　话：（022）23332490
网　　址：www.tjkjcbs.com.cn
发　　行：新华书店经销
印　　刷：鑫海达（天津）印务有限公司

开本 880×1230　1/64　印张 5　字数 172 000
2024 年 4 月第 1 版第 2 次印刷
定价 58.00 元

随着现代社会的飞速发展，人们生活水平逐步提高，医疗条件也大为改善，人们对生活质量、自我保健的要求也越来越高。但与之相对的是，现代人的身体素质却不断下降，体质日益衰弱：过分讲究卫生、讲究舒适，使机体接触病原体的机会减少，抵抗力下降；环境污染，生态失衡，威胁到人类的生存和繁衍；交通便捷，来往频繁，使疾病扩散的机会明显增大，新的病原体不断出现。人类的疾病谱发生了结构性变化，人们饱受现代综合征、癌症、身心疾病、医源性疾患等疾病的困扰，现代医学的局限性也日渐凸显。

中国传统医学有着独特的功效和魅力，在某些方面可以弥补现代生物医学的缺陷和不足，而作为其重要组成部分的中医保健疗法更是符合现阶段"保护生态，回归自然"的要求。它作为一种治疗疾病的特色疗法，已经越来越为人们所接受，在医学界被称为最舒适、最便捷、无毒副作用的治疗方法。当前，人们回归自然、崇尚自然疗法，中医保健疗法无疑是人们首选的恢复健康的方法。

为此，我们精心编写了《手到病自除随用随查》一书。本书列举了实际应用中安全有效、方便经济的穴位按摩、刮痧、拔罐、手疗、足疗等几种中医保健疗法，选取了一些常见、多发的中医保健疗法的适应病症，以期读者在紧张的生活、工作之余，能参照此书，方便及时地进行自我治疗和保健，以便从"健康负债"之中解脱出来。我们也希望中医保健疗法这一传统自然疗法，能够更广泛地服务于大众。

为方便读者学习和使用，本书以浅显易懂的文字、生动形象的图片，向读者介绍和展示了每种疗法针对某一疾患的实际操作过程，其实用性强，适用面广，可供医疗、家庭保健参考。

中国传统医学博大精深，中医特色疗法更是有着悠久的历史，我们仅就自己所知，撷取沧海之一粟，整理出来以飨读者。我们希望本书的问世，能给广大读者带来帮助和裨益。书中不足之处，恳请广大读者批评指正。

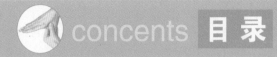

concents 目录

1 穴位按摩治百病

刮痧治百病

3 拔罐治百病

4 手疗治百病

5 足疗治百病

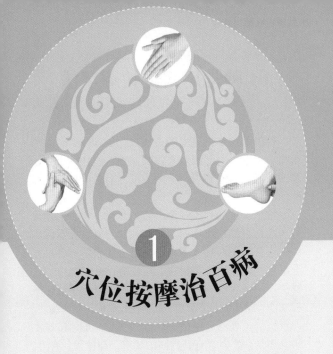

1

穴位按摩治百病

按摩疗法，就是根据脏腑经络、营卫气血等学说，并根据疾病发生的不同原因和症状，运用不同的补泻手法，以柔和、轻按之劲，按穴道，走经络，从而使局部血管扩张，增加血液和淋巴液等循环；改善和提高脏腑功能；调节肌肉机能，缓解病理紧张并促进排出有毒代谢产物；影响神经机能，振奋精神，解除疲劳，最终达到扶正气、祛邪气、治疗疾病的目的。

14种常用穴位按摩手法

按摩手法是指施术者进行操作的动作，可以用手指、手掌、肘部以及身体的其他部位作用于受术者的体表，通过施以一定的力度，对患者疾病进行治疗。

按摩手法的种类很多，有的名称一样，但动作有区别；有的动作相同，但名称却有异。在实际应用中也常常把两种或多种手法结合起来形成各种复合手法，如按法常与揉法、压法等结合，组成"按揉法""按压法"等复合手法。其他复合手法还有捏拿法、捏揉法、搓摩法、推挤法、拔伸法、弹拨法、勾点法、梳理法、推擦法、捻揉法等。虽然按摩手法繁多复杂，但都有其共同的要求，即持久、有力、均匀、柔和。为了方便学习和使用，现列举一些常用的基本手法。

按法

指用手指、掌根或肘部按压体表或穴位，逐渐用力深压的一种手法，主要有指按法、掌按法、肘按法三种。

操作

❶ 指按法：用拇指端或指腹垂直向下按压穴位（见图①）。

❷ 掌按法：用手掌向下按压体表的方法，可用单掌或双掌按，也可用双掌重叠按压（见图②）。

掌根按法：用掌根着力，向下按压患者体表的方法（见图③）。

❸ 肘按法：肘关节屈曲，以肘关节尺骨鹰嘴突起部着力于施术部位用力按压（见图④）。

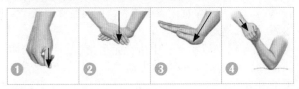

❶   ❷   ❸   ❹

要领

❶ 着力部位要紧贴体表，不可移动。

❷ 用力要由轻而重，再到轻，可配合重心的移位。

❸ 忌用蛮力。

适用范围

　　按法是一种刺激较强的手法。指按法适用于全身各部分的穴位，掌按法常用于背腰、下肢、臀部等部位。按法具有放松肌肉、矫正畸形、安心宁神、镇静止痛等作用。

摩法

用手指或手掌在体表部位做有节律的直线往返或环形移动的手法。

操作

❶ 指摩法：用示指、中指、无名指相并，指面附着于体表，做节律性环旋运动（见图⑤）。

❷ 掌摩法：用手掌面附着于体表，连同前臂做节律性的环旋或往返运动（见图⑥）。

❸ 四指摩法：以示指、中指、无名指、小指指腹协同作用，以腕关节的活动带动进行环转抚摩的方法（见图⑦）。

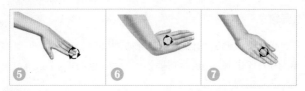

⑤　　　　⑥　　　　⑦

要领

❶ 肘关节自然屈曲、腕部放松。

❷ 指掌自然伸直。

❸ 动作缓和而协调。

❹ 指摩法每分钟 120 次，掌摩法每分钟 80 次。

适用范围

摩法轻柔缓和，常用于胸腹、肋部。具有行气和血、理气和中、祛瘀消肿、清腑排浊、健脾和胃等作用。

推法

用手或拳在体表做直线缓慢运动。

操作

❶ 拇指直推法：用拇指指腹在颈项、手、足等部位做推动或双指重叠加力（见图⑧）。

❷ 全掌直推法：用全掌着力于背、腰或四肢处做推动，力量深透，单方向直推（见图⑨）。

❸ 掌根反推法：用掌根作用于背、腰、臀及下肢部，着力深透，单方向直推（见图⑩）。

❹ 拳推法：用示指、中指、无名指、小指指间关节作用于脊椎两侧做推法（见图⑪）。

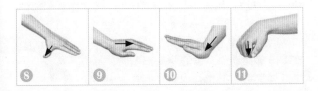

⑧　　⑨　　⑩　　⑪

要领

❶ 紧贴体表，带动皮下肌肉组织。

❷ 单方向直线缓慢运动。

❸ 局部涂抹按摩油。

适用范围

推法可在人体各部位使用。具有疏通经络、行气活血、消积导滞、解痉镇痛等作用。

拿法

手指呈钳形，提拿局部肌肉或肌筋的方法。

操作

❶ 二指拿法：用拇指、示指提拿穴位（见图⑫）。

❷ 三指或四指拿法：用拇指、示指、中指或拇指、示指、中指、无名指提拿颈项部或上肢及腕、踝关节（见图⑬）。

❸ 五指拿法：用拇指与其余四指提拿肩、四肢等部位（见图⑭）。

❹ 掌拿法：掌心紧贴应拿部位，进行较缓慢拿揉动作。掌心与局部贴紧，四指与掌根和拇指合力对拿，着力面要轻重适宜（见图⑮）。

⑫

❺ 抖动拿法：用指拿法或掌拿法提起肌肉，进行较快均匀抖动的方法。指腹与掌根着力，均匀地前后抖动3～8次，然后慢慢松开，反复数次，动作缓和连续，不要掐皮肤（见图⑯）。

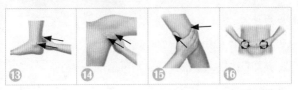

⑬　⑭　⑮　⑯

要领

❶ 腕关节要放松，摆动灵活。

❷ 手指之间相对用力，力量由轻而重。

❸ 动作缓和有连贯性。

❹ 频率为每分钟60～80次。

适用范围

　　拿法刺激较强，多用于较厚的肌肉筋腱。具有通经活络、行气开窍、祛风散寒、解痉止痛等作用。

捏法 👐

　　用指腹相对用力挤捏相应部位的手法。

操作

用拇指与示指或拇指与其余四指相对用力，捏挤施术部位（见图⑰）。

要领

❶ 相对用力，由轻而重。

❷ 腕关节放松，手法灵活，不可用蛮力。

适用范围

捏法常用于头颈、项背、背腰和四肢。具有舒筋通络、行气活血、调理脾胃、消积化痰等作用。

掐法

用手指指甲按压穴位的手法。

操作

拇指微屈，以拇指指甲着力于体表穴位进行按压（见图⑱）。

要领

❶ 操作时垂直用力按压，不能抠动，以免掐破皮肤。

❷ 掐后常继以揉法，以缓和刺激。

❸ 不宜长时间反复应用。

适用范围

　　掐法常用于人中等感觉较敏锐的穴位。具有开窍醒脑、回阳救逆、疏通经络、运行气血等作用。

揉法

　　用手指、手掌或鱼际部（手掌的两侧呈鱼腹状隆起处，外侧者叫作大鱼际，而内侧者叫作小鱼际）在体表穴位处做轻柔缓和的揉动的手法。

操作

❶ 指揉法：用拇指指腹或示、中指指腹揉动体表的穴位（见图⑲）。

❷ 大鱼际揉法：用手掌大鱼际在体表的腰、腹、四肢等处揉动（见图⑳）。

❸ 掌根揉法：用手掌掌根在体表的腰、腹、四肢等处揉动（见图㉑）。

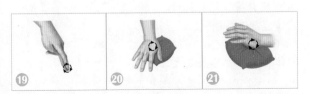

⑲　　　　　　⑳　　　　　　㉑

要领

❶ 紧贴体表，带动皮下肌肉组织。

❷ 腕部放松，以肘部为支点，前臂做主动摆动，带动腕部做轻柔缓和的摆动。

❸ 频率为每分钟 120 ～ 160 次。

适用范围

　　揉法轻柔缓和，刺激量小，适用于全身各部位。具有消积导滞、活血化瘀、舒筋活络、缓解痉挛、消肿止痛、祛风散寒等作用。

拍法

　　用手指或手掌平稳而有节奏地拍打体表的手法。

操作

❶ 指拍法：用示指、中指、无名指、小指四指的指腹并拢，拍打体表穴位或部位（见图㉒）。

❷ 虚掌拍法：用虚掌拍打体表的部位（见图㉓）。

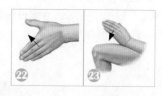

要领

❶ 腕关节放松，摆动灵活。

❷ 动作连续有节奏，不可忽快忽慢。

❸ 指掌同时用力，避免抽拖的动作。

适用范围

拍法主要作用于背部、肩部、腰臀及下肢部位。具有舒筋活络、行气活血、解除痉挛等作用。

击法

用手的某一部位轻轻叩击体表部位的手法，又叫叩法。

操作

❶ 侧击法：手指自然伸直，腕略背屈，用单手或双手小鱼际部击打体表（见图㉔）。

❷ 掌击法：手指自然分开，腕伸直，用掌根部击打体

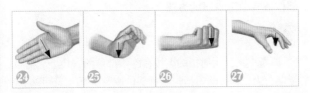

㉔　　㉕　　㉖　　㉗

表（见图㉕）。

❸ 拳击法：手握拳，腕伸直，击打体表（见图㉖）。

❹ 指尖击法：用指端轻轻击打体表，如雨点下落（见图㉗）。

要领

❶ 腕关节放松，摆动灵活。

❷ 垂直用力，快速而短暂，有节律性。

❸ 不能有抽拖动作。

❹ 忌用蛮力。

❺ 手法熟练时，可发出清脆的响声。

适用范围

　　侧击法多用于背腰、下肢，掌击法多用于腰臀、下肢，拳击法多用于背腰部，指尖击法多用于头部。击法具有舒筋通络、调和气血、提神解疲等作用。

点法

　　用指端或指间关节等突起部位，固定于体表某个部位或穴位上点压的方法。

操作

❶ 拇指点法：用拇指端点按在施术部位的穴位上，拇指指端着力，点按时拇指与施术部位成80°角（见图㉘）。

② 屈示指点法：用示指关节背侧面突起处点穴的方法。
拇指指间关节屈曲，用指间关节背侧面顶示指近端指
间关节掌面。握拳伸腕，用示指近端指间关节背面突
起处点治疗穴位（见图㉙）。

③ 握拳点法：握拳屈拇指，用拇指关节背面突起处点
压的方法。握拳，用拇指指关节掌面抵示指指关节指面，
用拇指指关节背侧面突起处点压（见图㉚）。

④ 三指点法：用三指点体表某部的方法。三指并点法：
即示指、中指、无名指指端并拢，用指端点压经络上，
定而不移（见图㉛）。

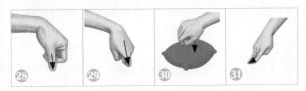

㉘　㉙　㉚　㉛

要领

① 垂直用力，逐渐加重。

② 操作时间短，点到而止。

③ 忌用蛮力。

适用范围

　　点法作用面积小，刺激量大，可用于全身穴位。
具有疏通经络、调理脏腑、活血止痛等作用。

擦法

用手掌的大鱼际、小鱼际或掌根等部位在一定皮肤表面，做直线来回摩擦的手法。

操作

① 大鱼际擦法：手指并拢微屈成虚掌，用大鱼际及掌根部紧贴皮肤做直线往返摩擦，连续反复操作，以透热为度。用于四肢、腰骶（见图㉜）。

② 小鱼际擦法：手掌伸直，用小鱼际的尺侧部紧贴皮肤，做直线往返，反复操作，以透热为度。用于腰骶、四肢、脊柱两侧（见图㉝）。

③ 掌擦法：手掌自然伸直，紧贴于皮肤，做直线往返，反复操作，以皮肤透热为度。用于胸腹、四肢、肩背部（见图㉞）。

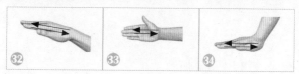

要领

① 腕关节伸直，使前臂与手接近相平。

② 紧贴体表。

③ 推动幅度要大。

④ 涂抹按摩油。

⑤ 频率为每分钟 100 ~ 120 次。

适用范围

擦法是一种柔和温热的刺激，可用于身体各部。具有行气活血、温通经络、健脾和胃、消肿止痛等作用。

搓法

用双手掌面夹住施术部位，相对用力做快速搓揉，同时上下往返移动的手法（见图㉟）。

操作

以在手臂施用搓法为例。用两手掌面夹住手臂，用力做相反方向的快速搓揉动作，同时上下往返移动。

要领

❶ 用力要均匀，方向相反。
❷ 搓揉动作要快，但在足部的移动要慢。
❸ 搓揉动作灵活而连贯。

适用范围

搓法常用于背腰及四肢，以四肢最常用。具有通经活络、调和气血、放松肌肉、解除疲劳等作用。

摇法

一手握住或按住患者某一关节近端的肢体，另一手握住关节远端的肢体，以被摇关节为轴，使肢体被动旋转活动的手法。

操作

摇法主要有摇指、摇腕、摇肩、摇腰、摇踝等几种。如摇指法即用一手握住另一手的手指做顺、逆时针环绕摇动（见图㊱）。

㊱

要领

❶ 幅度要由小到大，速度要由慢到快。
❷ 要控制在各关节生理功能许可的范围之内进行，忌用力过猛。

适用范围

摇法适用于颈、项、肩、腰和四肢关节。具有滑利关节、松解粘连、解除痉挛、整复错位等作用。

滚法

以第五掌指关节背侧附于施术部位，通过腕关节的屈伸运动和前臂的旋转运动，使小鱼际和手背在施术部位做连续不断的滚动。

操作

❶ 大滚法：以小鱼际和手背在施术部位做连续不断的滚动（见图㊲）。

❷ 小滚法：以小指、无名指、中指及小指的第一节指背在施术部位做连续不断的滚动（见图㊳）。

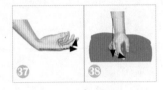

要领

❶ 肩关节放松，腕关节放松，手指自然弯曲。

❷ 腕关节屈伸幅度在 120° 左右，掌背的 1/2 面积接触治疗部位。

❸ 前滚和回滚时着力轻重之比为 3 ∶ 1。

❹ 要在治疗部位滚动，不要拖动或空转。

适用范围

　　滚法压力较大，接触面较广，适用于肩背、腰臀、四肢等处。具有疏通经络、活血止痛、解除痉挛、放松肌肉、滑利关节等作用。

穴位按摩的注意事项

适应证

1	内科疾病	糖尿病、高血压病、冠心病、高脂血症、失眠、咳喘、胃及十二指肠溃疡、便秘、腹泻、神经衰弱、阳痿、早泄、遗精、更年期综合征等
2	骨伤科疾病	各种扭挫伤、关节脱位、颈椎病、腰椎间盘突出症、肩周炎、腰肌急慢性损伤等
3	外科疾病	乳痛初期、乳腺增生症、术后肠粘连、冻疮、褥疮等
4	五官科疾病	黑眼圈、眼袋、面部皱纹、颈纹、青春痘、麦粒肿、近视、鼻炎、咽喉炎等
5	儿科疾病	腹泻、近视、小儿臀肌挛缩、胃肠炎等
6	妇科疾病	经前期紧张症、月经不调、痛经、闭经、更年期综合征、盆腔炎、性冷淡、产后小便失常等

禁忌证

❶ 下列情况属按摩的严格禁忌范围：

（1）年老体弱、病重、极度虚弱经不起按摩者；

（2）骨折早期；

（3）一些感染性疾病，如化脓性骨关节炎、脊髓炎、丹毒等；

（4）皮肤破损、感染、烫伤，或有严重的皮肤病患者，其病损局部和病灶部位禁止按摩；

（5）严重的心脏病患者；

（6）有脑血管意外先兆者；

（7）急性传染病患者，如急性肝炎、活动性肺结核、脑膜炎等；

（8）有精神病情绪不稳定者；

（9）酒后神志不清者；

（10）高烧发热者；

（11）截瘫初期；

（12）恶性肿瘤和艾滋病患者；

（13）出血性疾病或有出血倾向者，如外伤出血、胃肠溃疡性便血、呕血、尿血、子宫出血、恶性贫血、血小板减少、白血病等；

（14）有其他诊断不明的可疑病症者。

❷ 下列情况应该慎用按摩方法治疗：

（1）怀孕者的腹部、腰骶部一般慎用按摩，有些穴位如合谷、肩井、三阴交受刺激后可能引起流产，也不宜使用，其他部位也不宜使用重刺激手法；

（2）剧烈运动后及极度疲劳者，应休息一段时间后再考虑按摩；

（3）妇女月经期间；

（4）饥饿时；

（5）饭后45分钟内，或腹胀时；

（6）酒醉者。

特别提醒

预防在先

按摩治疗各科疾病比较安全、可靠，但做按摩时还应注意以下几个问题，以免出现不良反应及意外。

❶ 在按摩前要明确诊断。家庭按摩一定要在明确诊断的基础上进行，禁止不明病情，不分穴位，不通手法就进行按摩。

❷ 按摩时要用力适中，先轻后重，由浅入深，严禁暴力或蛮劲损伤皮肤筋骨；手法应协调柔和，切忌生硬粗暴。

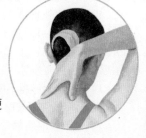

❸ 按摩时双方要随时调整姿势，使自己处于一个合适松弛的体位，从而有利于持久按摩。

❹ 按摩前施术者一定要修剪指甲，不戴戒指、手链、手表等硬物，以免划破对方皮肤，并注意按摩前后个人的卫生清洁。

❺ 为了避免按摩时过度刺激被按摩部位暴露的皮肤，可以选用一些皮肤润滑剂，如爽身粉、按摩膏、凡士林油等，按摩时涂在被按摩部位的皮肤上，然后进行按摩。

❻ 按摩时要保持一定的室温和清洁安静的环境，既不可过冷，也不可过热，以防感冒和影响按摩。

❼ 患者过于饥饿、饱胀、疲劳、精神紧张时，不宜立即进行按摩。

❽ 病变严重者，应配合用药或去医院就诊，以免延误病情。

❾ 自我按摩预防与治疗并重，贵在持久，不可半途而废。

❿ 按摩时间，每次以 20 ~ 30 分钟为宜。

⓫ 患者在大怒、大喜、大恐、大悲等情绪激动的情况下，不要立即按摩。

⓬ 按摩时，有些患者容易入睡，应取毛巾盖好，以防着凉。注意室温，不要在当风之处按摩。

不适的对策

❶ 疼痛不适

患者经按摩手法治疗后，特别是初次接受按摩的患者，局部皮肤出现疼痛、肿胀等不适的感觉，严重者会出现用力按压，疼痛加重的现象。这大多是由于按摩操作时，技术不熟练，或局部操作的时间过长、手法刺激过重造成。一般不需要特别处理，一两天内，这些现象就可自行消失。如果疼痛较为剧烈，可在局部配合湿热敷，并做轻柔的按揉法。

❷ 皮肤破损

因手法操作轻重不当，用力不匀，在使用擦法、推法等手法时，可能造成皮肤破损现象，使得皮肤表面出现擦伤等情况。当皮肤破损后，应立即在局部涂上消毒药水，避免在破损处继续操作，防止感染。

❸ 皮下出血

在按摩的过程中，如果患者出现局部皮肤肿起，甚至出现局部青紫的现象，说明是皮下出血。皮下出血大多是因按摩手法过重而造成。微量的皮下出血或局部小块青紫时，一般不须处理，数日后可以自行消退。如果局部肿胀疼痛较为剧烈、青紫面积大，而且影响到活动功能，可及时先做冷敷止血，过一两天再做热敷，或在局部轻揉，以促进局部瘀血消散与吸收。

④ 骨折

推拿用力过度，或关节运动超出了生理活动范围，可能会引起骨折。常发生于肋骨、股骨、颈椎骨等部位。关于骨折的诊断，可初步由受术者感觉局部剧痛、关节功能障碍来判断。若怀疑骨折或一旦确认骨折，应立即采取安全的制动措施，并及时请医生治疗。

⑤ 晕厥

晕厥指的是在按摩过程中患者发生昏厥晕倒的现象。在按摩过程中，患者突然觉得头晕、恶心、四肢发凉、出冷汗，甚至出现惊厥和昏倒等症状。晕厥的发生，大部分是因为患者过于紧张，体质虚弱、身体疲劳、过饥过饱，或是由于按摩手法过重、时间过长而造成的。当按摩过程中发现患者晕厥时，应停止按摩，让患者平卧于空气流通处，给患者喝些温糖水，一般休息一会可好转。如果晕厥严重，可采取掐人中穴、拿合谷穴、拿内关穴等方法促使其苏醒，也可配合针刺等方法或采用其他急救措施。

穴位按摩治疗 32 种常见病

高血压 🏥

注意事项

❶ 诊断不清，请教医生。有的高血压病患者，血压不稳定或诊断不清，不知是否适合按摩，这种情况下，最好要先看医生，商量之后再决定是否可行。

❷ 戒烟戒酒，节制饮食，忌食高脂肪食品，控制盐的摄入量，防止体重增加。

❸ 适当参加体育锻炼，避免孤独疲劳，保证足够的睡眠。

❹ 保持心情舒畅，心绪稳定。

❺ 对于年龄较大的高血压患者应该禁止趴着看书、看电视，避免引起血中养分不足，肌肉收缩，血压升高，血管压力增高，从而造成脑血管破裂。

❻ 患者起床后只能做一些轻微的动作，如甩手、散步等，慢慢增加活动量，以免马上运动造成心肌缺血等意外情况。

❶ 两手示指并拢，自神庭推摩至哑门 15～20 次。

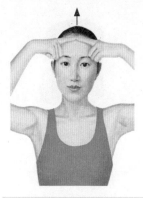

❷ 两手拇指分抹前额 10～15 次。

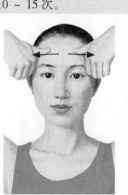

❸ 两手示指自眉头至眉梢分抹眉毛 6～9 次。

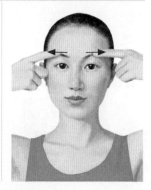

④ 按揉太阳穴 1 分钟。

⑤ 按揉风池穴 1 分钟。

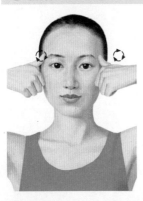

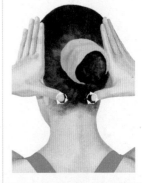

⑥ 两手五指分开，交替推胸部两侧各 10 ~ 15次。

⑦ 两手握拳放在腰骶部，用拳背交替沿腰椎骨两侧上、下推摩和叩击 1 ~ 2分钟。

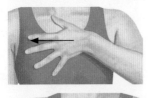

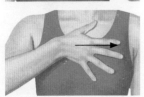

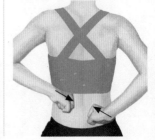

⑧ 两手拇指左右交替推胸锁乳突肌(桥弓)10～15次。

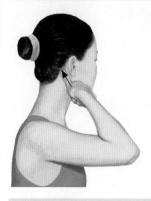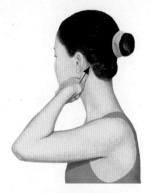

⑨ 用拇指点揉肩井穴 1～2分钟。

⑩ 拇指点揉曲池穴 1～2分钟。

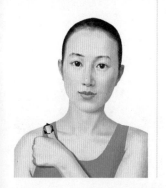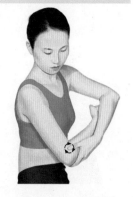

头痛

注意事项

① 按摩治疗时，不能停药，病情稳定后可逐渐减少药量。

② 加强身体锻炼，增强体质，严防感染。

③ 过度肥胖者，应适当限制饮食，使体重保持在正常范围。

④ 患者膳食中的蛋白质、脂肪和碳水化合物应有恰当的比例。

按摩方法

① 掌根推后腰部5~10次。

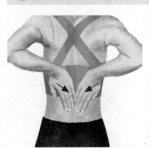

② 双手握拳用掌指关节拨揉腰椎部脊柱两侧，酸痛部多施手法。

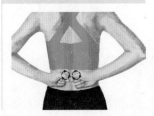

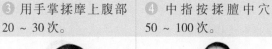

❸ 用手掌揉摩上腹部 20 ~ 30 次。

❹ 中指按揉膻中穴 50 ~ 100 次。

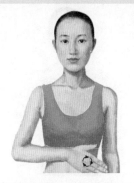

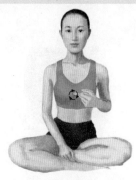

❺ 示指、中指按揉中脘穴 50 ~ 100 次。

❻ 示指、中指按揉气海穴 50 ~ 100 次。

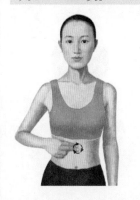

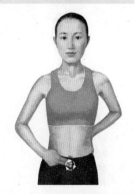

⑦ 示指、中指按揉关元
穴 50 ~ 100 次。

⑧ 掌摩中脘穴顺逆各
30 次。

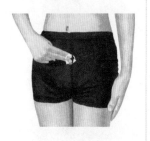

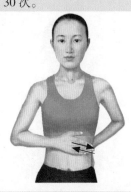

⑨ 掌摩神阙穴顺逆各
30 次。

⑩ 示指、中指按揉肺俞
穴 2 ~ 3 分钟。

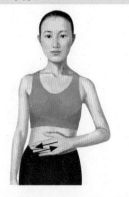

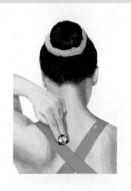

⑪ 按揉胰俞穴 2 ~ 3 分钟。

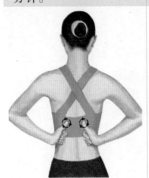

⑫ 双手按揉肝俞穴 2 ~ 3 分钟。

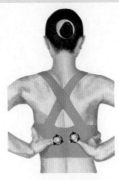

⑬ 双手按揉脾俞穴 2 ~ 3 分钟。

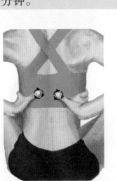

⑭ 双手按揉胃俞穴 2 ~ 3 分钟。

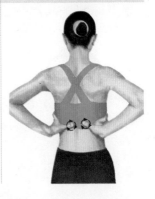

冠心病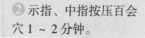

注意事项

① 治疗时选穴应以左侧为主，右侧为辅。手法一定要轻柔，切忌用力过重。

② 适当参加体育锻炼，忌过度疲劳和精神刺激。

③ 避免长期精神紧张，过分激动。

④ 心力衰竭、急性心梗患者不适宜按摩治疗。

⑤ 合理饮食，控制热能摄入，避免超重。

按摩方法

① 用示指、中两指分抹额头至头部两侧10～15次。	② 示指、中指按压百会穴1～2分钟。
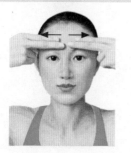	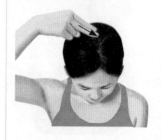

❸ 示指按压人中穴 1 ~ 2 分钟。

❹ 用拇指、示指、中指、无名指指甲掐四神聪穴 4 ~ 6 次。

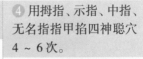

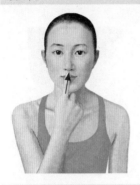

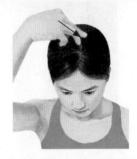

❺ 拿揉风池穴 1 ~ 2 分钟。

❻ 双手拇指按揉太阳穴 1 分钟。

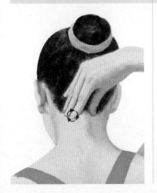

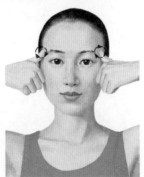

❼ 摩耳轮，并用示指摩擦外耳道口稍后方的耳甲腔部，各摩擦 50 次，此部位手法与体部手法配套使用。

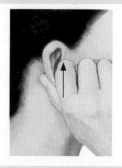
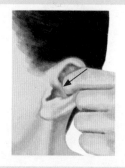

❽ 两手交替指掐内关穴 30 ~ 50 次。

❾ 按压劳宫穴 30 ~ 50 次。

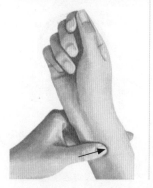
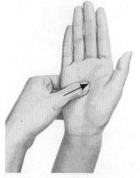

⑩ 两手交替指掐神门穴 30 ~ 50 次。

⑪ 拇指点压通里穴 30 ~ 50 次。

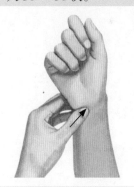

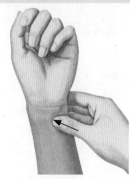

⑫ 拇指点压阴郄穴 1 ~ 2 分钟。

⑬ 两手交替指掐手三里穴 30 ~ 50 次。

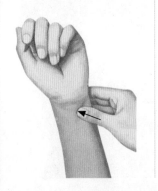

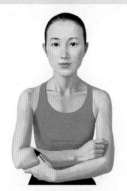

高脂血症

注意事项

1. 适当运动，以促进身体的新陈代谢，加快血液的循环量，避免体重超重，防止动脉硬化。
2. 培养良好的生活习惯，早睡早起，避免抽烟、喝酒，减少应酬，保持心情舒畅和情绪平稳。
3. 控制饮食，限制吃高脂肪食品。
4. 避免过度紧张，保持生活规律。

按摩方法

1 摩腹：掌摩全腹，顺逆时针各 36 次。	2 按揉上脘穴 1.5 ~ 2 分钟。

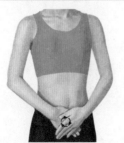 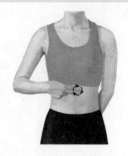

❸ 按揉中脘穴 1.5 ~ 2
分钟。

❹ 按揉建里穴 1.5 ~ 2
分钟。

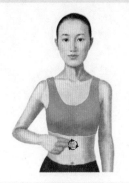

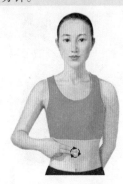

❺ 按揉膻中穴 2 ~ 5
分钟。

❻ 按揉关元穴 1.5 ~ 2
分钟。

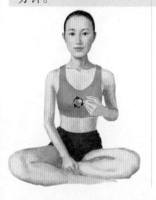

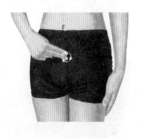

⑦ 按揉天枢穴 1.5 ~ 2 分钟。

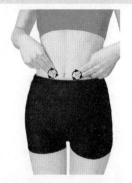

⑧ 拇指按揉气海穴 2 ~ 5 分钟。

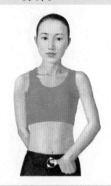

⑨ 拇指按揉血海穴 2 ~ 5 分钟。

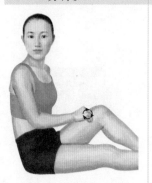

⑩ 拇指点按足三里穴 1.5 ~ 2 分钟。

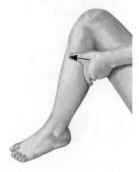

⑪ 拇指按揉三阴交穴 1.5 ~ 3 分钟。

⑫ 拇指点揉内关穴 3 ~ 5 分钟。

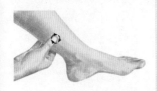

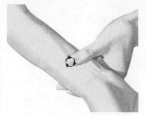

⑬ 拇指点揉外关穴 3 ~ 5 分钟。

⑭ 示指、中指点按肺俞 穴 1.5 ~ 2 分钟。

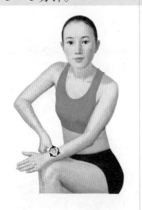

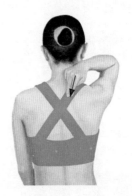

肥胖症 ✚

注意事项

① 养成良好的饮食习惯，避免长期摄入高热量食物，禁止暴饮暴食。

② 充分供应无机盐和维生素及高纤维食物。多吃蔬菜、水果，少吃过咸食物。

③ 坚持体育锻炼，以增强体质，控制体重。

按摩方法

① 拇指点按攒竹穴 30 秒钟。	② 示指点按瞳子髎穴 30 秒钟。

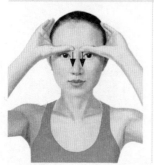 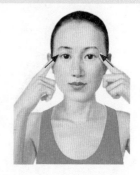

③ 示指点按承泣穴 30 秒钟。

④ 示指点按四白穴 30 秒钟。

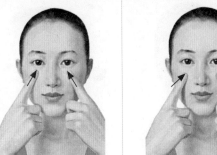

⑤ 示指点揉迎香穴 30 秒钟。

⑥ 示指、中指按揉颊车穴 30 秒钟。

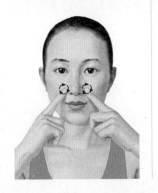

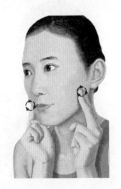

⓻ 示指点按地仓穴 30 秒钟。

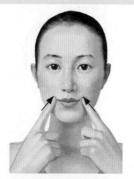

⓼ 示指、中指按揉下关穴 30 秒钟。

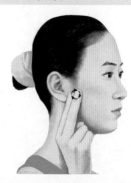

⓽ 示指点按承浆穴 30 秒钟。

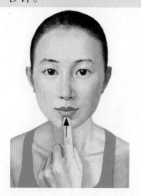

⓾ 双手四指按压在前额部，由中间向两侧太阳穴推抹 10 ~ 15 次。

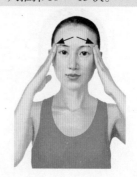

⑪ 两指由鼻两侧起推抹至太阳穴 10～15 次。

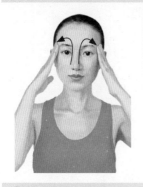

⑫ 三指由迎香穴推抹至耳前。

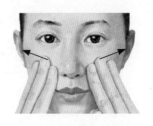

⑬ 双手三指（除小指）由承浆穴起经地仓穴、颊车穴推抹至下关穴 10～15 次。

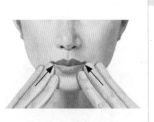

⑭ 拇指与示指、中指、无名指对置于风池穴，拿定项部肌肉，沿项肌提拿至肩井穴，两手交替操作 10～15 次。

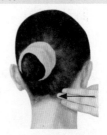

咳喘病

注意事项

❶ 认真观察患者日常生活，从中找出过敏源，设法避免再接触。

❷ 感冒往往是咳喘病的诱发因素，所以防止感冒是非常重要的。尤要注意冷热适宜，及时增减衣服。

按摩方法

❶ 以一手拇指推一侧胸锁乳突肌（桥弓），自上而下 20 ~ 30 次，然后再推胸锁乳突肌另一侧 20 ~ 30 次。

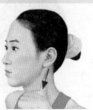

❷ 双手五指张开，以五指指腹自侧头部前上方向后下方用抹法操作 10 ~ 15 次。

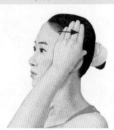

❸ 从头顶部至后头枕部用五指拿法，自后头枕部至项部转为三指拿法，重复 3～4 遍。

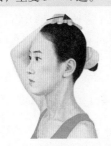

❹ 反手拿风池穴，并以手指点按风池穴 1～3 分钟。

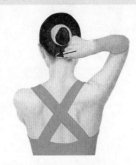

❺ 反手拿肩井穴，并以手指点按肩井穴 1～3 分钟。

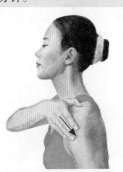

❻ 取坐位，以双手拇指、示指或中指螺纹面着力于太阳穴处，做上下、前后、环转等揉动，时间为 1～3 分钟。

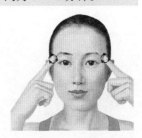

腹泻 ✚

注意事项

① 忌食生冷刺激、油腻以及不容易消化的食物，这段期间应多吃一些较清淡的食物。

② 不吃不洁和过期的食物。

③ 不宜过度疲劳，饮食、生活要规律。

④ 严防肠道传染病发生。

⑤ 不宜过饱，宜少食多餐。

⑥ 注意保暖，特别是腹部和双足应防备着凉受寒。

按摩方法

① 用指摩法摩中脘穴 2 分钟左右。	② 用指摩法摩气海穴 2 分钟左右。
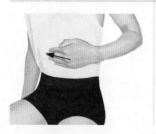	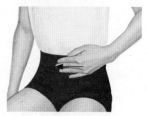

❸ 用指摩法摩关元穴 2 分钟左右。

❹ 用掌摩法逆时针方向摩腹，时间 5 分钟左右。

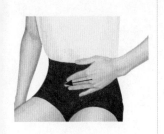

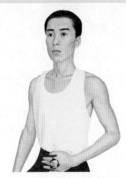

❺ 用三指按揉法按揉脾俞穴 2 分钟左右。

❻ 用三指按揉法按揉胃俞穴 2 分钟左右。

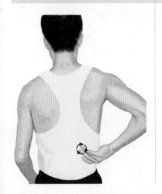

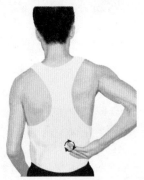

便秘 ✚

注意事项

❶ 饮食适量，起居有常，养成定时排便习惯。

❷ 多喝开水，多吃蔬菜、水果等富含纤维素的食物。

❸ 忌食辛辣刺激性食物。

❹ 多做下蹲起立及仰卧曲髋压腹动作。

按摩方法

❶ 用指摩法施于中脘穴约 2 分钟。	❷ 用指摩法施于天枢穴约 2 分钟。

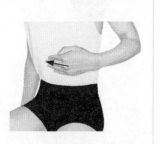 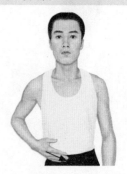

❸ 用掌摩法顺时针方向摩整个腹部6分钟左右。

❹ 用三指按揉法按揉脾俞穴1分钟左右。

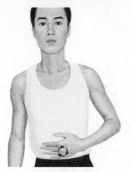
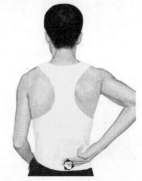

❺ 用三指按揉法按揉肾俞穴1分钟左右。

❻ 用三指按揉法按揉大肠俞穴1分钟左右。

胃痛 🧰

注意事项

① 注意饮食调节，忌暴饮暴食。
② 忌食不洁、生冷、不易消化和刺激性的食物。
③ 生活起居要有规律，保持心情乐观、舒畅。
④ 注意劳逸结合，避免过度疲劳。
⑤ 情志畅达，避免情绪剧烈波动。

按摩方法

① 用掌摩法在胃部治疗，使热量渗透于胃部，时间约 5 分钟。

② 用三指按揉法按揉中脘穴 2 分钟左右。

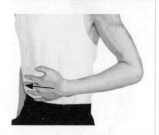
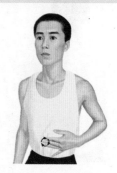

③ 用三指按揉法按揉气海穴 2 分钟左右。

④ 用三指按揉法按揉天枢穴 2 分钟左右。

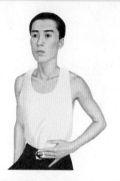

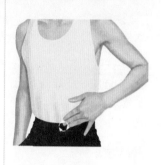

⑤ 用拇指按揉法按揉足三里穴 2 分钟左右。

⑥ 用拇指按揉法按揉章门穴 2 分钟左右。

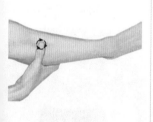

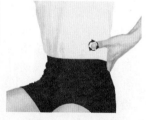

胃肠炎 ➕

注意事项

① 注意饮食卫生。

② 注意休息，多喝水，吃易消化的食物。

③ 选用一些非处方药，对症治疗恶心、呕吐、腹痛、腹泻以及消炎和纠正脱水。

按摩方法

胃肠炎临床分类很细，有胃炎、肠炎之分，有急性、慢性之分，因同属于消化系统，治疗时归为两大类，即急性胃肠炎和慢性胃肠炎，同时调理胃肠。除统一按摩套路外，根据伴随症状进行加减。

① 深呼吸 3 次使腹肌放松，双手掌重叠上腹部或下腹部（因病位不同而定），顺时针及逆时针方向各摩 30 次，以透热为度，常可听到肠鸣音及排气，有时疼痛可随之缓解。

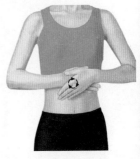

② 拇指点揉足三里穴，
至有酸麻胀感并向脚趾放
射为止，操作2～3分钟。

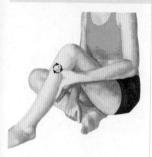

③ 示指、中指按揉中脘
穴2～3分钟。

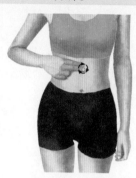

④ 拇指、示指点掐合谷
穴，至有酸麻胀感为止，
操作2～3分钟。

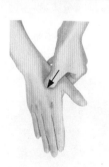

⑤ 示指、中指点揉建里
穴1分钟。

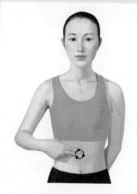

失眠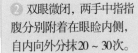

注意事项

❶ 服用镇静剂以后，不适合自我手法操作。
❷ 应指导和鼓励患者坚持体育锻炼，调节情志，合理安排生活。
❸ 保持心情舒畅，消除紧张情绪。
❹ 养成按时起居的生活习惯。

按摩方法

❶ 用两手示指、中指指腹由内向外抹前额30次。

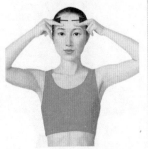

❷ 双眼微闭，两手中指指腹分别附着在眼睑内侧，自内向外分抹20～30次。

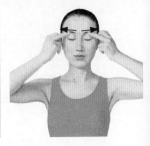

❸ 用两手拇指内侧面揉
两侧太阳穴半分钟。

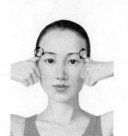

❹ 用两手四指内侧面自
颞部两侧由前向后推揉
半分钟。

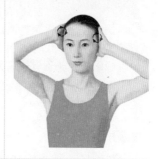

❺ 用手掌根部拍打囟会
穴 10 ～ 15 次。

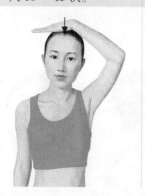

❻ 用两手拇指指端按揉
两侧风池穴 30 秒。

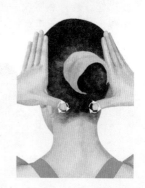

颈椎病 🏥

注意事项

① 病程较长，需坚持治疗。

② 劳逸结合，不宜长时间读书、看电视、上网等。

③ 睡眠时枕头不宜过高，软硬要适宜。

④ 颈部要注意保暖，避免受凉。

按摩方法

① 取坐位，以一手的示指、中指、无名指并拢，按揉颈项部，从风池穴按揉至大椎穴水平面止。反复操作 5 遍，然后换手按揉另一侧；再按揉颈后正中线，从风池穴至大椎穴高度，反复操作 5 遍。

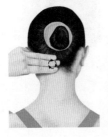 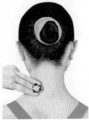 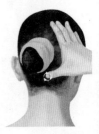

② 取坐位，以一手手掌掌心从一侧项部的风池穴用力摩向对侧风池穴处，反复摩动数次；然后逐渐下移，边移动边左右反复摩动，至大椎穴高度止。

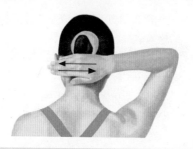

③ 取坐位，以一手的拇指、示指和中指相对，分别置于两侧风池穴处，用拿法沿颈部肌肉自上拿提至颈根部止，反复操作 3 ~ 5 遍。

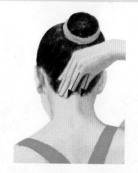

肩周炎 ✚

注意事项

❶ 治疗前须明确诊断，排除肩关节骨折、脱臼、肿瘤、结核等病症。

❷ 急性期肩痛剧烈时，手法应轻柔，避免剧烈牵拉活动肩关节。

❸ 对肩外病因(如颈椎间盘突出症)引起的肩痛，主要治疗其原发病。

按摩方法

❶ 揉摩肩臂2～3分钟。	❷ 用手掌擦颈肩2～3分钟。
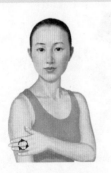	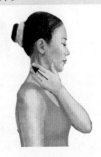

③ 用空拳叩打肩背 1～2分钟。

④ 拇指点按内关穴1～2次。

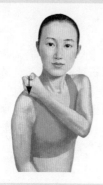

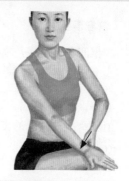

⑤ 拇指按揉合谷穴 1～2分钟。

⑥ 拇指点按曲池穴 1～2分钟。

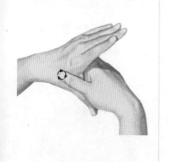

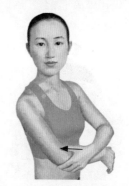

腰椎间盘突出症

注意事项

腰椎间盘突出症是临床上最常见的腰腿痛疾病之一，多因腰椎间盘发生退行性改变后，又遭外伤或劳损后发病。急性发作时应卧床休息，并予以消炎、止痛、脱水的药物治疗，以起到消除受压神经根的炎症、水肿的作用，同时配合按摩、牵引治疗，松懈痉挛的肌肉。

按摩方法

❶ 取坐位，示指、中指按揉百会穴 30 秒。

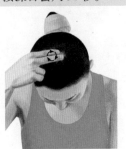

❷ 示指点人中穴 30 秒。

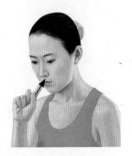

③ 取坐位，拇指按压后溪穴 30 秒。

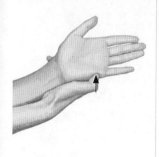

④ 拇指按压曲池穴 30 秒。

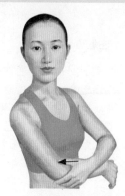

⑤ 拇指按大椎穴 1 分钟。

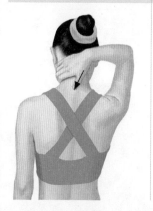

⑥ 中指按揉大杼穴 1 分钟。

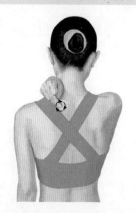

颈背痛 🏥

注意事项

颈动脉是由心脏通往脑部的主要血管，可能因逐渐老化、长期高血压或高脂血症发生血管病变。因此建议 50 岁以上的老年人，最好先通过健康检查，确认自己的颈动脉状况，一旦发现自己颈动脉狭窄，千万不要随便接受颈部按摩，以免导致中风。

按摩方法

❶ 用拇指按揉法按揉颈椎棘突两侧肌肉 3 分钟左右，揉颈部正中线 2 分钟左右。

❷ 用三指按揉法在颈项部及上背部按揉 6 分钟左右。

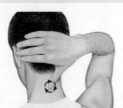
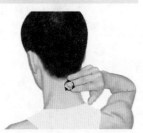

❸ 用拿法拿颈椎棘突两侧的肌肉，自上向下移动，从风池穴的高度到大椎穴水平，反复操作5分钟左右。

❹ 用三指弹拨法弹拨颈椎棘突两侧的肌肉，反复操作5分钟左右。

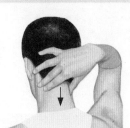

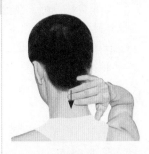

❺ 用三指按揉法按揉风池穴约2分钟。

❻ 用三指按揉法按揉风府穴约2分钟。

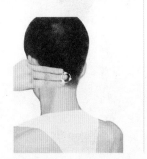

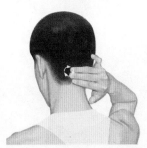

腰痛 🏥

注意事项

❶ 如果疼痛剧烈，在治疗期应卧硬板床休息，腰部制动。

❷ 在缓解期应适当进行腰部肌肉锻炼。

按摩方法

❶ 用掌摩法横摩整个腰部 5 分钟左右。	❷ 用三指按揉法按揉腰椎两侧的三焦俞穴 2 分钟左右。

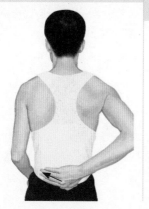
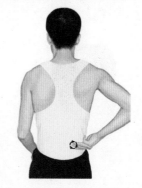

❸ 用三指按揉法按揉腰椎两侧的肾俞穴2分钟左右。

❹ 用三指按揉法按揉腰椎两侧的气海俞穴2分钟左右。

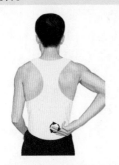

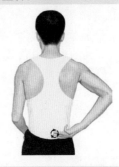

❺ 用三指按揉法按揉腰椎两侧的大肠俞穴2分钟左右。

❻ 用三指按揉法按揉腰椎两侧的关元俞穴2分钟左右。

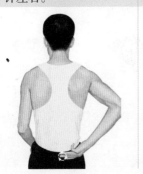

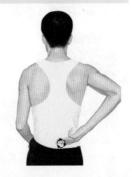

近视 🩺

注意事项

❶ 科学用眼，不在强光、弱光下看书，不在行走、摇动的车厢内看书；避免长时间看电视、近距离视物。

❷ 治疗时，手要洗干净，注意力要集中。眼周手法操作，应避免手指触及眼球。

按摩方法

❶ 以右手拇指从右侧太阳穴处开始，以推法经阳白穴、印堂穴、左侧阳白穴，缓慢推至左侧太阳穴止，反复操作 5 次。

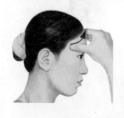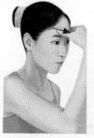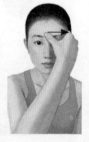

② 以左手拇指从左太阳
穴开始，以推法经阳白
穴、印堂穴、右侧阳白
穴，缓慢推至右侧太阳
穴止，反复操作 5 次。

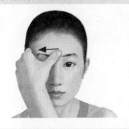

③ 以右手或左手的拇指
和示指指甲掐两侧的睛
明穴 30 次，以酸胀为度。

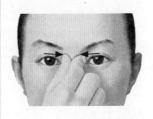

④ 以两手的拇指指端对
置于两侧攒竹穴，稍用
力向下点按 30 次，以
酸胀为度。

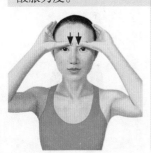

⑤ 以两手的拇指指端对
置于两侧鱼腰穴，稍用
力向下点按 30 次，以
酸胀为度。

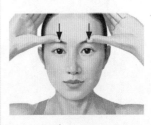

耳鸣耳聋 ➕

注意事项

① 要预防感冒，如果发生鼻塞，要避免两侧鼻孔同时用力擤鼻涕而对中耳造成损伤。

② 要戒烟、少饮酒、适当限制脂肪和钠的摄入量，保持心情舒畅。

按摩方法

① 擦耳周部1～2分钟。

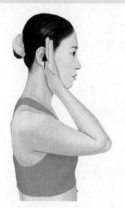

② 鸣天鼓：两手掌心按紧两耳孔，其余四指指尖向后并对称横放枕部两侧，一手中指指腹叩另一手中指指甲8～10次，可闻及鼓音。

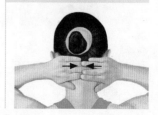

❸ 耳膜按摩术：用双手示指指尖压耳屏，或用掌心按住耳道口，一按一放，反复40次。

❹ 按耳前三穴：拇指、示指、中指指腹按揉耳前听会穴、耳门穴、听宫穴0.5～1分钟。

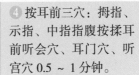

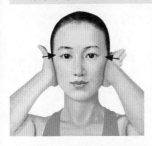

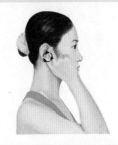

❺ 示指、中指按压下关穴、上关穴0.5～1分钟。

❻ 按揉百会穴0.5～1分钟。

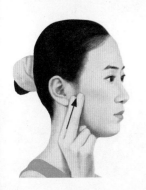

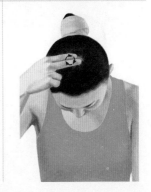

鼻炎 🏥

注意事项

❶ 加强体育锻炼,促进体质强健,避免感受外邪,积极进行治疗。

❷ 戒除烟酒,注意饮食卫生和环境保护,避免粉尘长期刺激。

❸ 避免局部长期使用血管收缩剂,如鼻眼净等。

按摩方法

❶ 搓掌温鼻。

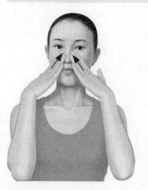

❷ 两指由鼻两侧起推抹至太阳穴 20 次。

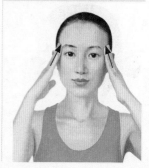

❸ 示指按揉迎香穴 1
分钟。

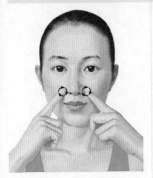

❹ 示指按揉曲差穴 1
分钟。

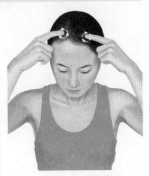

❺ 用一手拇指、示指指
腹沿鼻上的山根穴向下
至迎香穴往返施推抹法
10 ~ 15 次。

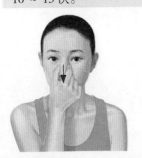

❻ 拇指点按风池穴 1
分钟。

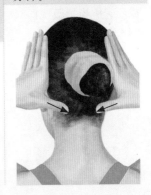

咽喉炎 🏥

注意事项

❶ 注意不吃辛辣刺激性食物,不抽烟,不酗酒,饮食清淡。

❷ 注意劳逸结合,防止受凉,急性期应卧床休息。

❸ 经常接触粉尘或化学气体者,应戴口罩、面罩等防护器具。

按摩方法

❶ 取坐位,用双手拇指或示、中指指腹按揉双侧太阳穴,约2分钟。

❷ 取坐位,用一手大拇指指腹自印堂穴推抹至神庭穴止,反复操作约2分钟。

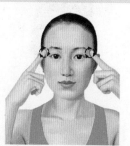
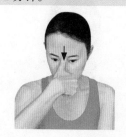

❸ 取坐位，用双手大拇指指腹反手拿双侧风池穴，约2分钟。

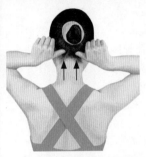

❹ 取坐位，用一手大拇指指腹反手按揉风府穴，约2分钟。

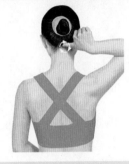

❺ 取坐位，用双手拇指反手按揉耳后翳风穴，约2分钟。

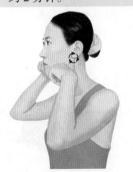

❻ 取坐位，用一手大拇指指腹轻轻按揉两侧扁桃体穴，约2分钟。

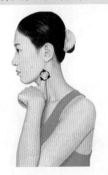

阳痿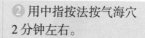

注意事项

❶ 治疗期间应暂停房事，戒除手淫，节制情欲。

❷ 阳痿多属功能性，与精神因素密切相关，所以在按摩治疗的同时，应做好患者的思想工作，消除思想压力，增强信心。

❸ 一些药物对性功能有一定的抑制作用，也会因此引起阳痿，不可多用、滥用。如降压药、利尿药、镇静药以及抗雄激素药等。

按摩方法

❶ 用掌按揉法按揉神阙穴 5 分钟左右。	❷ 用中指按法按气海穴 2 分钟左右。

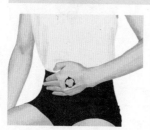 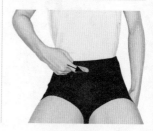

❸ 用中指按法按关元穴 2 分钟左右。

❹ 用中指按法按中极穴 2 分钟左右。

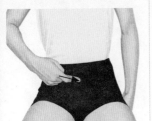
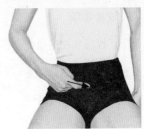

❺ 用掌摩法摩小腹部 5 分钟左右。

❻ 用掌震颤法震颤小腹部 1 分钟左右。

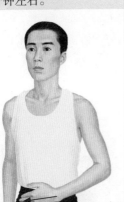
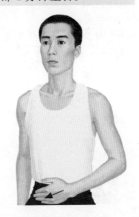

早泄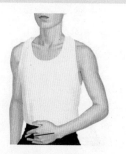

注意事项

❶ 积极参加健康的文体活动。

❷ 节制房事，调节起居。

❸ 调适紧张、焦虑的心情。

❹ 可多食用壮阳益精类食品，如韭菜、核桃、蜂蜜、蜂王浆、狗肉、羊肉、羊肾、狗肾及猪、羊的外肾。

按摩方法

❶ 用掌摩法摩小腹 5 分钟。	❷ 用三指按揉法按揉气海穴 2 分钟左右。
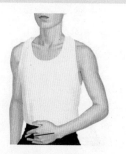	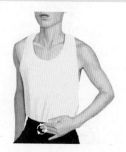

❸ 用三指按揉法按揉关
元穴 2 分钟左右。

❹ 用三指按揉法按揉中
极穴 2 分钟左右。

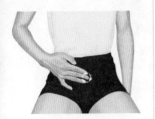

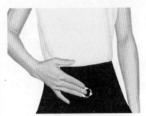

❺ 用掌按揉法按揉气海
穴 3 分钟左右。

❻ 用三指按揉法按揉脾
俞穴 1 分钟左右。

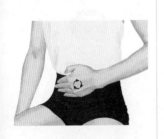

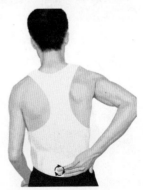

遗精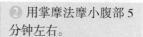

注意事项

❶ 节制房事，加强精神调养，远离色情刺激。

❷ 养成侧卧的习惯，被褥不宜过厚，内裤不宜过紧。

❸ 少吃辛辣肥甘食物，戒烟酒。

❹ 多参加有益的娱乐活动，以转移欲念。

按摩方法

❶ 用掌按揉法按揉神阙穴 5 分钟左右。	❷ 用掌摩法摩小腹部 5 分钟左右。

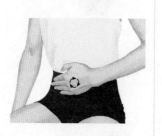

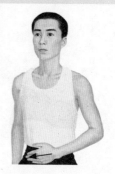

❸用三指按揉法按揉气
海穴 2 分钟左右。

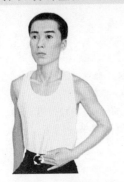

❹用三指按揉法按揉关
元穴 2 分钟左右。

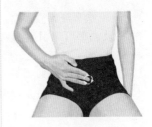

❺用三指按揉法按揉中
极穴 2 分钟左右。

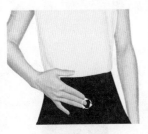

❻用三指按揉法按揉肾
俞穴 2 分钟左右。

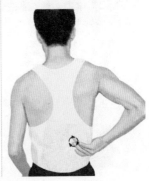

前列腺病

注意事项

① 不吃辛辣刺激性食物，不饮酒。因为辛辣食物及酒都可能引起前列腺充血，加重排尿不畅症状。

② 性生活要适度，戒手淫，防止前列腺过度充血。

③ 尽量不骑自行车，避免长期坐硬椅子，或久坐潮湿之地。

按摩方法

① 手掌揉摩小腹部 3 分钟。	② 示指、中指按揉气海穴 50 ~ 60 次。
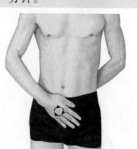	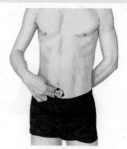

③ 中指按揉天枢穴 50 ~ 60次。

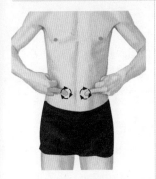

④ 大鱼际按揉中极穴 50 ~ 60次。

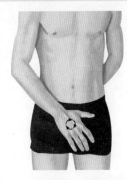

⑤ 示指、中指按揉气冲 穴 50 ~ 60次。

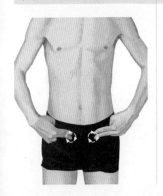

⑥ 双手掌按揉膀胱俞穴 2 ~ 3分钟。

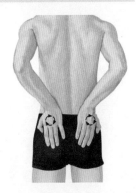

更年期综合征

注意事项

① 保持乐观情绪，克服内向、拘谨、抑郁、多虑等不利心理因素，减少发病率。

② 注意合理的营养结构，多吃新鲜蔬菜及含维生素丰富的食物。

③ 经常进行体育锻炼，平时注意劳逸结合。

按摩方法

① 拇指按百会穴1分钟。	② 四指掐四神聪穴1分钟。
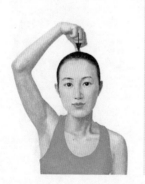	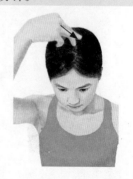

❸ 双手示指按揉太阳穴
1分钟。

❹ 双手拇指按揉风池穴
1分钟。

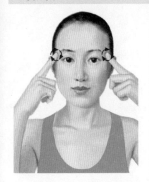

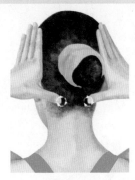

❺ 示指、中指摩膻中穴
2分钟。

❻ 手掌摩神阙穴2分钟。

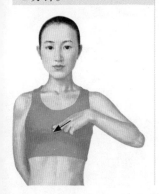

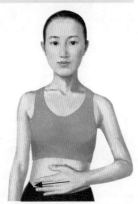

经前期紧张症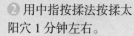

注意事项

① 注意劳逸结合，避免精神紧张，调节情绪，克服恼怒。

② 参加适当的体育锻炼。

③ 注意休息，避寒保暖，少吃生冷食物。

④ 加强妇女生理卫生和经期卫生知识教育，正确认识月经期的生理、病理变化。

按摩方法

① 用三指分抹法分抹前额、眼眶，约 5 分钟。	② 用中指按揉法按揉太阳穴 1 分钟左右。

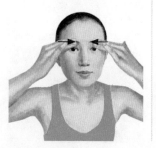

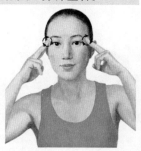

③ 用扫散法在侧头部交替治疗各 30 秒。

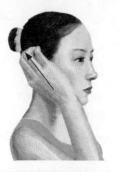

④ 用拿法拿头部 6 ~ 8 遍，此法又叫五指拿头。

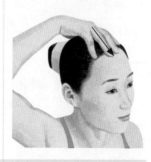

⑤ 以掌摩法横摩两胁部，以局部微热为度。

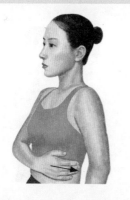

⑥ 用拇指按揉法按揉劳宫穴 2 分钟左右。

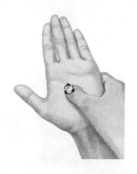

月经不调

注意事项

① 按摩宜在经期前后进行，按摩时动作不宜粗暴。
② 平时注意劳逸结合，尤其是行经期不要过度疲劳。
③ 生活有规律，经期应保持情绪稳定，避免激动。
④ 注意经期卫生，以免感染疾病。

按摩方法

① 用手掌掌面按揉气海穴2分钟左右。

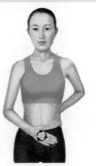

② 用三指按揉法按揉关元穴2分钟左右。

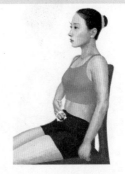

③ 用三指按揉法按揉中
极穴 2 分钟左右。

④ 用手掌掌面摩小腹部
5 分钟左右。

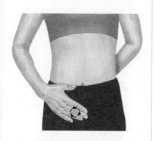

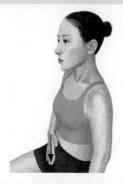

⑤ 用拇指按揉法按揉肝
俞穴 2 分钟左右。

⑥ 用拇指按揉法按揉脾
俞穴 2 分钟左右。

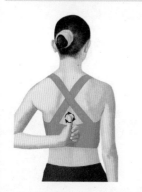

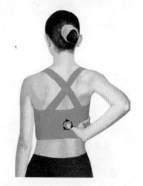

痛经 🏥

注意事项

① 本病的治疗多于经期前一周开始，每日两遍，连续治疗三个周期。

② 适当休息，不要过度疲劳。

③ 调节情绪，避免暴怒、忧郁。

④ 经期注意保暖，避免寒冷，注意经期卫生。

按摩方法

① 取站立位，用双手掌根直擦两侧腰骶部 2～3 分钟。	② 屈拇指按揉三焦俞穴，以酸胀为度。

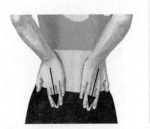 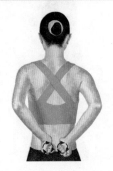

❸ 拇指按揉肾俞穴，以酸胀为度。

❹ 屈拇指按揉气海俞穴，以酸胀为度。

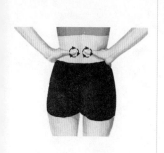

❺ 掌根按揉八髎穴，以酸胀为度。

❻ 双手多指捏拿腰骶部两侧，以酸胀舒适为佳。

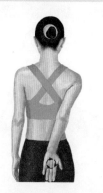

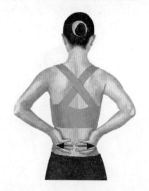

闭经

注意事项

① 其他原因引起的闭经，如先天性无子宫、无卵巢、无阴道或处女膜闭锁及部分由于其他器质性病变所致的闭经，不能用自我按摩方法治疗。

② 早期妊娠不可按摩治疗，应注意鉴别。

按摩方法

① 用掌摩法在小腹部治疗，在此摩法方向为逆时针，治疗 5 分钟左右。

② 用三指按揉法按揉关元穴 2 分钟左右。

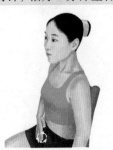
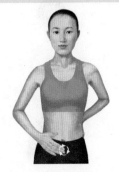

❸ 用三指按揉法按揉气海穴 2 分钟左右。

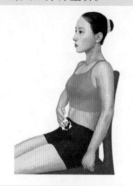

❹ 用拇指按揉法按揉肝俞穴 2 分钟左右。

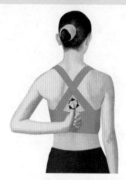

❺ 用拇指按揉法按揉脾俞穴 2 分钟左右。

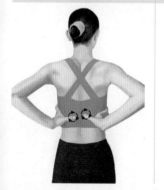

❻ 用拇指按揉法按揉肾俞穴 2 分钟左右。

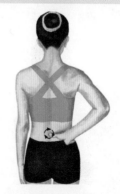

不孕症

注意事项

① 做好妇科检查，明确诊断，查清病因。如属先天性生殖系统异常，则非按摩治疗适应证，若属身体其他疾病引起，应积极治疗原发病。

② 少吃肥甘辛辣食物，多吃富含维生素、蛋白质的食物。

按摩方法

① 用掌按揉法按揉小腹部 5 分钟左右。	② 用手掌掌面按揉气海穴 2 分钟左右。

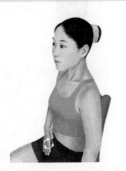

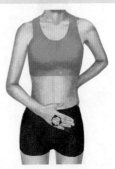

❸ 用三指按揉法按揉关元穴 2 分钟左右。

❹ 用三指按揉法按揉中极穴 2 分钟左右。

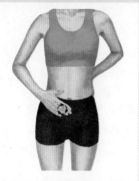

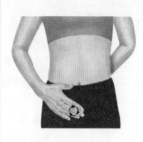

❺ 用三指按揉法按揉子宫穴 2 分钟左右。

❻ 用三指按揉法按揉子户穴 2 分钟左右。

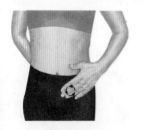

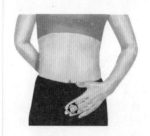

性冷淡

注意事项

❶ 要注意身体的锻炼，特别是进行体操训练，这样可以加强阴道肌肉功能，有助于增强性生活的快感和消除性冷淡。

❷ 可做阴道肌肉训练，以提高阴道的收缩功能。注意性交体位的改变，可使人有一种新鲜感。

按摩方法

❶ 用掌平推法平推命门穴 2 分钟左右。	❷ 用掌分推法分推腰部 2 分钟左右。
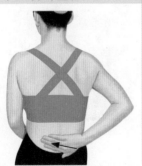	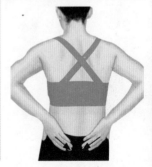

❸ 用拇指按揉法按揉大
巨穴 1 分钟左右。

❹ 用三指弹拨法弹拨承
扶穴 1 分钟左右。

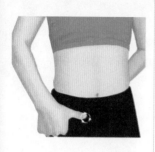

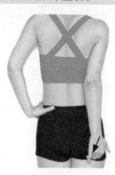

❺ 用指摩法摩中极穴 2
分钟左右。

❻ 用掌平推法平推肾俞
穴 2 分钟左右。

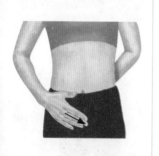

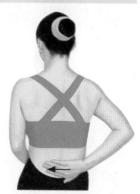

慢性盆腔炎 🏥

注意事项

1️⃣ 平时加强体育锻炼，增强机体抵抗力。

2️⃣ 经期使用清洁的卫生巾，平时勤换内裤，保持外阴干净。

3️⃣ 节制性生活，预防感染。

按摩方法

首先要判断出患者的慢性盆腔炎属于哪种类型，然后根据类型选择适当的自我按摩方法治疗。

1️⃣ 用掌摩法摩小腹3分钟。	2️⃣ 用一手的掌揉法揉神阙穴3分钟左右。

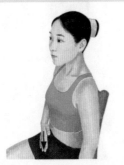 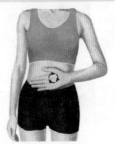

❸ 用三指按揉法按揉章门穴 1 分钟左右。

❹ 用三指按揉法按揉期门穴 1 分钟左右。

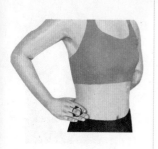

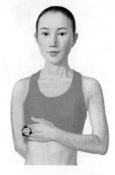

❺ 用三指按揉法按揉中脘穴 1 分钟左右。

❻ 用手掌掌面按揉气海穴 1 分钟左右。

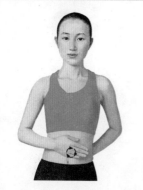

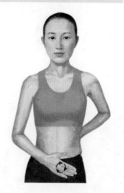

⑦ 用三指按揉法按揉关
元穴 1 分钟左右。

⑧ 用三指按揉法按揉带
脉穴 1 分钟左右。

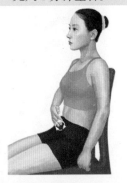

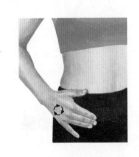

⑨ 用拇指按揉法按揉至
阳穴 1 分钟左右。

⑩ 用双手拇指点按肝俞
穴 1 分钟左右。

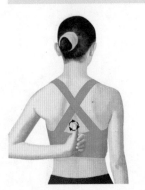

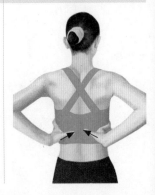

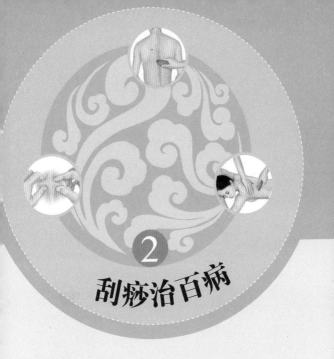

2

刮痧治百病

　　刮痧就是用刮拭手段刮拭皮肤特定部位，使皮下充血，毛细血管破裂，产生自身溶血，使秽浊之气由里出表，体内邪气宣泄，滞留于体内的毒素排泄出来，使病变器官、组织及细胞得到营养和氧气的补充，使全身血脉畅通，促进人体的新陈代谢，使汗腺充血而得到开泄腠理，病邪从汗而解，周身气血畅通，人体损伤细胞活化，五脏六腑达到平衡协调，人体恢复健康。

8种常用的刮痧手法

刮痧方法包括持具操作和徒手操作两大类。
持具操作又包括刮痧法、挑痧法、放痧法。
徒手操作又叫撮痧法，具体为揪痧法、扯痧法、
挤痧法、焠痧法、拍痧法。

刮痧法

刮痧法又分为直接刮法和间接刮法两种。

❶ 直接刮法 指在施术部位
涂上刮痧介质（如水、植物油、
刮痧油等）后，用刮痧工具直接
接触患者皮肤，在体表的特定部
位反复进行刮拭，至皮下呈现痧

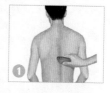

痕为止。患者取坐位或俯伏位，术者用热毛巾擦洗患
者被刮部位的皮肤，均匀地涂上刮痧介质。施术者持
刮痧工具，在刮拭部位进行刮拭，以刮出出血点为止（见
图①）。

❷ 间接刮法 先在患者将要刮拭的部位放一层薄
布，然后再用刮拭工具在布上刮拭，称为间接刮法。

100

此法可保护皮肤。适用于儿童、年老体弱、高热、中枢神经系统感染、抽搐、某些皮肤病患者（见图②）。

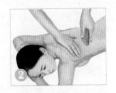

挑痧法

施术者用针挑患者体表的一定部位，以治疗疾病的方法。具体方法为：术者用酒精棉球消毒挑刺部位，左手捏起挑刺部位的皮肉，右手持三棱针，对准部位，

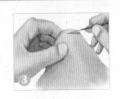

将针横向刺入皮肤，然后再深入皮下，挑断皮下白色纤维组织或青筋，有白色纤维组织的地方，挑尽为止。如有青筋的地方，挑三下，同时用双手挤出瘀血（非专业人士慎用）。术后用碘酒消毒，敷上无菌纱布，用胶布固定（见图③）。

放痧法

放痧法又分为泻血法和点刺法。

❶ 泻血法　常规消毒，左手拇指压在被刺部位下端，上端用橡皮管结扎，右手持三棱针对准被刺部位静脉，迅速刺入脉中 0.5 毫米深，然后出针，使其流

出少量血液，出血停止后，以消
毒棉球按压针孔。当出血时，也
可轻按静脉上端，以助瘀血排出，
毒邪得泄。此法适用于肘窝、腘
窝及太阳穴等处的浅表静脉，用
以治疗中暑、急性腰扭伤、急性
淋巴管炎等病（见图④）。

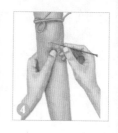

❷ 点刺法 即针刺前先推按
被刺部位，使血液积聚于针刺部
位，经常规消毒后，左手拇指、
示指、中指三指夹紧被刺部位或
穴位，右手持针，对准穴位迅速

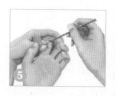

刺入 1 ~ 2 分深，随即将针退出，轻轻挤压针孔周围，
使少量出血，然后用消毒棉球按压针孔。此法多用于
手指或足趾末端穴位，如十宣穴、十二井穴或头面部
的太阳穴、印堂穴、攒竹穴、上星穴等（见图⑤）。

挑痧法及放痧法必须灭菌操作，以防止感染，针
刺前消除患者紧张心理，点刺时手法宜轻宜快宜浅，
出血不宜过多，以数滴为宜。注意勿刺伤深部动脉。
另外，病后体弱、明显贫血、孕妇和有自发性出血倾
向者不宜使用。为防止晕针，患者最好采取卧位，术
后休息后再走。

揪痧法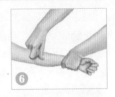

指在施术部位涂上刮痧介质后，施术者五指屈曲，用示指、中指的第二指节对准施术部位，把皮肤与肌肉揪起，然后瞬间用力向外滑动再松开，一揪一放，反复进行，并连续发出"啪啪"的声响。每个部位可连续操作6～7遍，被揪起部位的皮肤才会出现痧点（见图⑥）。

扯痧法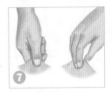

扯痧疗法是施术者用自己的示指、大拇指提扯患者的皮肤和一定的部位，使表浅的皮肤和部位出现紫红色或暗红色的痧点。此法主要应用于头部、颈项、背部（见图⑦）。

挤痧法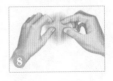

施术者用大拇指和示指在施术部位用力挤压，连续挤出一块块或一小块紫红痧斑为止（见图⑧）。

粹痧法

用灯芯草蘸油，点燃后，在患者皮肤表面上的红点处烧燃，手法要快，一接触到患者皮肤，立即离开皮肤，往往可听见十分清脆的灯火燃烧皮肤的爆响声。适用于寒证。如腹痛、手足发冷等。

拍痧法

用虚掌拍打或用刮痧板拍打体表施术部位，一般为痛痒、胀麻的部位（见图⑨）。

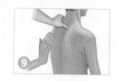

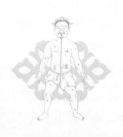

刮痧治病的 7 个步骤

选择工具

准备齐全刮痧器具与用品，仔细检查刮痧板边缘是否光滑，应边角钝圆，厚薄适中，不宜使用粗糙或有裂纹的，以免伤及皮肤。比较常用的刮痧工具为刮痧板，可用水牛角或木鱼石制作而成。

消除患者紧张心理

应向患者介绍刮痧的一般常识，消除其紧张恐惧心理，以取得其信任、合作与配合。

选择体位

根据患者的病情，确定治疗部位，选择合适的体位。对体位的选择，应以施术者能够正确取穴，施术方便，患者感到舒适自然，并能持久配合为原则。常用的体位有以下几种：

仰卧位，适用于胸腹部、头部、面部、颈部、四肢前侧的刮痧。

俯卧位，适用于头、颈、肩、背、腰、四肢的后侧刮痧。

侧卧位，适用于侧头部，面颊一侧，颈项和侧腹、侧胸以及上下肢该侧的刮痧。

仰靠坐位，适用于前头、颜面、颈前和上胸部的刮痧。

俯伏坐位，适用于头顶、后头、项背部的刮痧。

侧伏坐位，适用于侧头、面颊、颈侧、耳部的刮痧。

涂刮痧润滑剂

在刮拭部位均匀涂布刮痧润滑剂，用量宜薄不宜厚。因为刮痧润滑剂过多，不利于刮拭，还会顺皮肤流下，弄脏衣服。保健刮痧和头部刮痧可不用介质，亦可隔衣物刮拭。常用润滑剂多选用红花油、石蜡油、麻油或刮痧专用的活血剂。

刮拭

操作时手持刮痧板，蘸上润滑剂，然后在患者体表的一定部位按一定方向进行刮拭，至皮下呈现痧痕为止。刮痧时要求用力要均匀，一般采用腕力，同时要根据患者的病情及反应调整刮动的力量。刮痧疗法的操作手法有平刮、竖刮、斜刮、角刮。

平刮就是用刮板的平边，着力于施术部位，按一定方向进行较大面积的平行刮拭。

竖刮就是用刮板的平边，方向为竖直上下着力于施术的部位，进行大面积刮拭。

斜刮就是用刮板的平边，着力于施术部位，进行斜向刮拭。适用于人体某些部位不能进行平、竖刮的情况下所采用的操作手法。

角刮就是用刮板的棱角和边角，着力于施术的部位，进行较小面积或沟、窝、凹陷地方的刮拭，如鼻沟、耳屏、神阙、听宫、听会、肘窝、关节等处。

另外，刮痧疗法分为补法、泻法和平补平泻法。其补泻作用，与操作力量的轻重、速度的急缓、时间的长短、刮拭的长短、刮拭的方向等诸多因素有直接关系。现简单介绍如下：

（1）刮拭按压力小、刮拭速度慢、刺激时间较长为补法。刮拭按压力大、刮拭速度快、刺激时间较短为泻法。

选择痧痕点个数少者为补法，选择痧痕点数量多者为泻法。

操作的方向顺经脉运行方向者为补法，操作的方向逆经脉运行方向者为泻法。

刮痧后加温灸者为补法，刮痧后加拔罐者为泻法。

（2）平补平泻法介于补法和泻法之间，有三种刮拭方法：第一种为按压力大，刮拭速度慢；第二种为按压力小，刮拭速度快；第三种为按压力中等，速度适中，常用于正常人保健或虚实兼见证的治疗。

把握刮痧时限与疗程

刮痧时限与疗程。一般每个部位刮 20 次左右，以使患者能耐受或出痧为度，每次刮拭时间以 20 ～ 25 分钟为宜。初刮时间不宜过长，手法不宜过重，不可一味片面求出痧。第二次应间隔 5 ～ 7 天后或患处无痛感时再实施，直到患处清平无斑块，病症自然痊愈。通常连续治疗 7 ～ 10 次为 1 个疗程，间隔 10 天再进行下一个疗程。

刮痧后处理

一般刮拭后半小时左右，皮肤表面的痧点会逐渐融合成片，刮痧后 24 ～ 48 小时出痧表面的皮肤触摸时有痛感或自觉局部皮肤有微微发热，这些都属于正常反应，几天后即可恢复正常。刮完后，擦干皮肤，让患者穿好衣服，适当饮用一些姜汁、糖水或白开水，促进新陈代谢。

刮痧疗法的 8 个人体部位

头部刮法

头部有头发覆盖，须在头发上面用刮板刮拭，不必涂刮痧润滑剂。为增强刮拭效果，可使用刮板边缘或刮板角部刮拭。每个部位刮 30 次左右，刮至头皮发热为宜。手法采用平补平泻法，施术者需一手扶患者头部，以保持头部稳定。

循行路线

❶ 刮拭头部两侧，从头部两侧太阳穴开始至风池穴，经过穴位为头维穴、颔厌穴等。

❷ 刮拭前头部，从百会穴经囟会穴、前顶穴、通天穴、上星穴至头临泣穴。

❸ 刮拭后头部，从百会穴经后顶穴、脑户穴、风府穴至哑门穴。

❹ 刮拭全头部，以百会穴为中心，呈放射状向全头发际处刮拭。经过全头穴位和运动区、语言区、感觉区等。

适应证

有改善头部血液循环，疏通全身阳气之作用。可预防和治疗中风及中风后遗症、头痛、脱发、失眠、感冒等病症。

面部刮法

因为面部出痧影响美观，因此手法要轻柔，以不出痧为度，且面部不需涂抹活血剂，通常用补法，忌用重力大面积刮拭。方向由内向外按肌肉走向刮拭。可每天一次。

循行路线

❶ 刮拭前额部，从前额正中线分开，经鱼腰穴、丝竹空穴朝两侧刮拭。

❷ 刮拭两颧部，由内侧经承泣穴、四白穴、下关穴、听宫穴、耳门穴等。

❸ 刮拭下颌部，以承浆穴为中心，经地仓穴、颊车穴等。

适应证

有养颜祛斑美容的功效。主治颜面五官的病症，如眼病、鼻病、耳病、面瘫、雀斑、痤疮等。

颈部刮法 🐾

颈后高骨为大椎穴，用力要轻柔，用补法，不可用力过重，可用刮板棱角刮拭，以出痧为度。肩部肌肉丰富，用力宜重些，从风池穴一直到肩髃穴，应一次到位，中间不要停顿。一般用平补平泻手法。

循行路线

① 刮督脉颈项部分，从哑门穴刮到大椎穴。

② 刮拭颈部两侧到肩，从风池穴开始经肩井穴、巨骨穴至肩髃穴。

适应证

人体颈部有六条阳经通过，其中精髓直接通过督脉灌输于脑，颈部是必经之路，所以经常刮拭颈部，具有育阴潜阳，补益人体正气，防治疾病的作用。主治颈、项病变，如颈椎病、感冒、头痛、近视、咽炎等症。

背部刮法 🐾

背部由上向下刮拭。一般先刮后背正中线的督脉，再刮两侧的膀胱经脉和夹脊穴。背部正中线刮拭时手法应轻柔，用补法，不可用力过大，以免伤及脊椎。

可用刮板棱角点按棘突之间,背部两侧可视患者体质、病情选用补泻手法,用力要均匀,中间不要停顿。

循行路线

刮督脉和足太阳膀胱经及夹脊穴,从大椎刮至长强。督脉位于后正中线,足太阳膀胱经位于后正中线旁开 1.5 寸和 3 寸处。夹脊穴位于后正中线旁开 0.5 寸处。

适应证

刮拭背部可以治疗全身五脏六腑的病症。如刮拭胆俞可治疗黄疸、胆囊炎、胆道蛔虫、急慢性肝炎等,刮拭大肠俞可治疗肠鸣、泄泻、便秘、脱肛、痢疾、肠痈等。背部刮痧还有助于诊断疾病。如刮拭心俞部位出现压痛或明显出痧斑时,即表示心脏可能有病变或预示心脏可能即将出现问题,其他穴位类推。

胸部刮法

刮拭胸部正中线用力要轻柔,不可用力过大,宜用平补平泻法。用刮板棱角沿肋间隙刮拭,乳头处禁刮。

循行路线

❶ 刮拭胸部正中线,从天突穴经膻中穴向下刮至鸠尾穴。用刮板角部自上而下刮拭。

② 刮拭胸部两侧，从正中线由内向外刮，先左后右，用刮板整个边缘由内向外沿肋骨走向刮拭。中府穴处宜用刮板角部从上向下刮拭。

适应证

胸部主要有心肺二脏。故刮拭胸部，主治心、肺疾患，如冠心病、慢性支气管炎、支气管哮喘、肺气肿等。另外可预防和治疗妇女乳腺炎、乳腺癌等。

腹部刮法

空腹或饱餐后禁刮，急腹症忌刮，神阙穴禁刮。

循行路线

① 刮拭腹部正中线，从鸠尾穴经中脘穴、关元穴刮至曲骨穴。

② 刮拭腹部两侧，从幽门穴刮至日月穴。

适应证

腹部有肝胆、脾胃、膀胱、肾、大肠、小肠等脏腑。故刮拭腹部可治疗以上脏腑病变，如胆囊炎、胃及十二指肠溃疡、呕吐、胃痛、慢性肾炎、前列腺炎、便秘、泄泻、月经不调等。

四肢刮法

刮拭四肢时，遇关节部位不可强力重刮，对下肢静脉曲张、水肿应从下向上刮拭。皮肤如有感染、破溃、痣瘤等，刮拭时应避开，如急性骨关节创伤、挫伤之处不宜刮痧，但在康复阶段做保健刮痧可促进康复。

循行路线

❶ 刮拭上肢内侧部，由上向下刮，尺泽穴可重刮。

❷ 刮拭上肢外侧部，由上向下刮，在肘关节处可做停顿，或分段刮至外关穴。

❸ 刮拭下肢内侧，从上向下刮，经承扶穴至委中穴，由委中穴至跗阳穴，委中穴可重刮。

❹ 刮拭下肢外侧部，从上向下刮，从环跳穴至膝阳关穴，由阳陵泉穴至悬钟穴。

适应证

四肢刮痧可治全身病症。如手少阴心经主治心脏疾病，足阳明胃经主治消化系统疾病，四肢肘膝以下五腧穴可主治全身疾病。

膝关节刮法

膝关节结构复杂，刮痧时宜用刮板棱角刮拭，以便掌握刮痧正确的部位、方向，而不致损伤关节，刮拭关节动作应轻柔。膝关节内积水者，局部不宜刮，可取远端穴位刮拭。膝关节后方及下端刮痧时易起痧疱，疱起时宜轻刮或遇曲张静脉可改变方向，由下向上刮。

循行路线

❶ 刮拭膝眼，刮拭前先用刮板的棱角点按膝眼。

❷ 刮拭膝关节前部，膝关节以上部分从伏兔穴刮至梁丘穴，膝关节以下部分从犊鼻穴刮至足三里穴。

❸ 刮拭膝关节内侧部，从血海穴刮至阴陵泉穴。

❹ 刮拭膝关节外侧部，从膝阳关穴刮至阳陵泉穴。

❺ 刮拭膝关节后部，委中穴可重刮。

适应证

主治膝关节的病变，如风湿性关节炎，膝关节韧带损伤、肌腱劳损等。另外对腰背部疾病、胃肠疾病有一定的治疗作用。

刮痧的注意事项

选择工具

刮痧疗法临床应用广泛，适用于内、外、妇、儿、五官等各科和各系统疾病，如消化系统、循环系统、呼吸系统等，还适用于预防疾病和保健强身。

1	呼吸系统疾病	如感冒、咳嗽、气管炎、哮喘、肺炎等
2	消化系统疾病	如胃病、反胃、呃逆、吐酸、呕吐、急性胃炎、胃肠神经官能症、胆道感染、肠道预激综合征、便秘、腹泻、腹痛等
3	泌尿系统疾病	如泌尿系统感染、尿失禁、膀胱炎等
4	神经系统疾病	如眩晕、失眠、头痛、多汗症、神经衰弱、抑郁症、坐骨神经痛等
5	心血管系统疾病	如心悸、高血压等
6	运动系统疾病	如腱鞘炎、脉管综合征、网球肘、落枕、肩痛、腰痛、肥大性脊柱炎、急性腰扭伤、慢性腰肌纤维炎、梨状肌综合征等

7	妇科系统疾病	如月经不调、痛经、闭经、经期发热、经期头痛、经前紧张综合征、更年期综合征、产后缺乳、急性乳腺炎等
8	五官系统疾病	如牙痛、咽喉肿痛、急性鼻炎、鼻衄、耳鸣、失音等
9	内分泌系统疾病	如糖尿病等
10	其他	如中暑、水肿、日常保健等

禁忌证

　　刮痧疗法尽管可以用于多种病症治疗，但它也有禁忌证和慎用证。

❶ 有出血倾向的疾病，忌用本法治疗或慎用本法治疗。如血小板减少性疾病，过敏性紫癜症、白血病等。

❷ 凡危重病症，如急性传染病、重症心脏病等，应立即住院观察治疗。如果没有其他办法，可用本法进行暂时的急救措施，以争取时间和治疗机会。

❸ 新发生的骨折患部不宜刮痧，须待骨折愈合后方可在患部刮疗。外科手术瘢痕处亦应在 2 个月以后方可局部刮痧。恶性肿瘤患者手术后，瘢痕局部处慎刮。

❹ 传染性皮肤病不宜刮痧，如疖肿、痈疮、瘢痕、溃烂、传染性皮肤病及皮肤不明原因的包块等。

❺ 年老体弱者、空腹及妊娠妇女的腹部、处于经期女

性的下腹部以及女性面部忌用大面积泻法刮拭。

⑥ 对刮痧恐惧或过敏者，忌用本法。

⑦ 孕妇、妇女经期，禁刮下腹部及三阴交穴、合谷穴、足三里穴等穴位，且刮拭手法宜轻，用补法。

特别提醒

术前注意事项

① 刮痧疗法须暴露皮肤，且刮痧时皮肤汗孔开泄，如遇风寒之邪，邪气可从开泄的毛孔直接入里，影响刮痧疗效，而且易引发新的疾病。故刮痧前要选择一个好的治疗场所，注意空气流通、清新，注意保暖，注意避风，尤其是夏季不可在有过堂风的地方刮痧。

② 选择舒适的刮痧体位，以利于刮拭和防止晕刮。

③ 刮痧工具要严格消毒，防止交叉感染。刮拭前须仔细检查刮痧工具，以免刮伤皮肤。

④ 施术者的双手应消毒。

⑤ 刮拭前一定要向患者解释清楚刮痧的一般常识，消除其恐惧心理，取得患者配合，以免晕刮。

⑥ 勿在患者过饥、过饱及过度紧张的情况下进行刮痧治疗。

术中注意事项

① 刮拭手法要用力均匀，以能忍受为度，达到出痧为止。

❷ 婴幼儿及老年人，刮拭手法用力宜轻。

❸ 不可一味追求出痧而用重手法或延长刮痧时间。出痧多少受多方面因素影响：一般情况下，血瘀之证出痧多；实证、热证出痧多；虚证、寒证出痧少；服药过多者，特别是服用激素类药物不易出痧；肥胖者与肌肉丰满的人不易出痧；阴经较阳经不易出痧；室温低时不易出痧。

❹ 刮拭过程中，要经常询问患者感受。如遇到精神疲惫、头晕目眩、面色苍白、恶心欲吐，出冷汗、心慌、四肢发凉或血压下降、神志不清时应立即停止刮痧。同时，抚慰患者勿紧张，帮助其平卧，注意保暖，并给予温开水或糖水。如仍不缓解，可用刮板角部点按其人中穴，力量宜轻，避免重力点按后局部水肿，并对百会穴和涌泉穴施以泻刮法。患者病情好转后，继续刮内关穴、足三里穴。

术后注意事项

❶ 刮痧治疗使汗孔开泄，邪气外排，会消耗体内部分津液，故刮痧后宜饮温水一杯，休息片刻。

❷ 刮痧治疗后，为避免风寒之邪侵袭，须待皮肤毛孔闭合恢复原状后再洗浴，一般应等待约 3 小时。

❸ 对于某些复杂的病症，除用刮痧治疗外，应配合其他诸如药物治疗，以免延误病情。

刮痧治疗 30 种常见病

中暑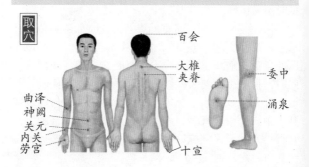

取穴

百会
大椎
夹脊
委中
涌泉
曲泽
神阙
关元
内关
劳宫
十宣

刮拭方法

方法：采用直接刮法。

工具：采用水牛角刮痧板，介质采用红花油。

手法：采用泻法。

操作：

① 先在后颈部大椎、夹脊，上肢部曲泽、内关均匀涂抹红花油，用角刮法刮拭，以局部刮出出血点为度；

② 用拇指揉法点揉腹部神阙、关元，手部劳宫，以局

部酸胀为度；

❸ 下肢委中处均匀涂抹红花油，用角刮法刮拭；

❹ 用拇指揉法点揉足部涌泉；

❺ 放痧穴：委中、十宣（位于两手十指尖端）。严格消毒后用小号三棱针进行点刺，放出 5 ~ 7 滴血。

医生的叮嘱

如果患者出现神志不清状态，应先开窍醒神，然后再行刮治，术前要患者饮少量温水。

头痛

取穴

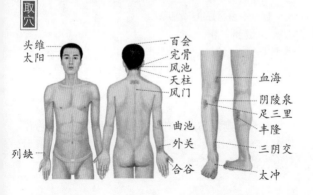

头维
太阳
列缺

百会
完骨
风池
天柱
风门
曲池
外关
合谷

血海
阴陵泉
足三里
丰隆
三阴交
太冲

刮拭方法

方法： 采用直接刮法。

工具： 采用水牛角刮痧板，介质采用凡士林油。

手法： 采用平补平泻法。

操作：

❶ 在风池、完骨均匀涂抹凡士林油，先刮头顶部百会，用角刮法刮风池、完骨、天柱及后头部；

❷ 然后刮肩部风门；

❸ 点揉头部两侧头维、太阳；

❹ 在曲池、外关均匀涂抹凡士林油，用斜刮法刮拭；

❺ 用拇指揉法点揉手部合谷、上肢部列缺；

❻ 在丰隆、血海、阴陵泉、足三里、三阴交均匀涂抹凡士林油，用斜刮法刮拭；

❼ 点揉足部太冲；

❽ 放痧穴：太阳、百会。严格消毒后，用小号三棱针点刺出 3 ~ 5 滴血。

医生的叮嘱

首先，确定病因，按照本病的适应证进行治疗。其次，刮治的次数不限，多在病发时进行治疗。最后，嘱患者消除紧张情绪，进行体育锻炼。

贫血 ➕

取穴

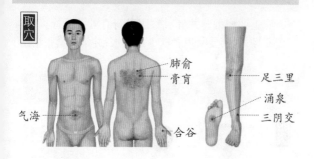

肺俞
膏肓
气海
合谷
足三里
涌泉
三阴交

刮拭方法

方法：采用间接刮法。

工具：采用木鱼石刮痧板，介质采用红花油。

手法：采用补法。

操作：

❶ 先在患者背部膏肓、肺俞放一层薄布，薄布用红花油浸透，然后再用木鱼石刮痧板在布上刮拭，以透热为度；

❷ 用拇指揉法点揉腹部气海，以酸胀为度；

❸ 在患者下肢部足三里、三阴交放一层薄布，薄布用红花油浸透，然后再用木鱼石刮痧板在布上刮拭，以透热为度；

❹ 用拇指揉法点揉手部合谷、足部涌泉，以酸胀为度。

医生的叮嘱

应查明病因，并针对病因进行有效的治疗。手法一定要轻，术前要嘱患者饮少量温水，并消除紧张情绪。

慢性肾炎

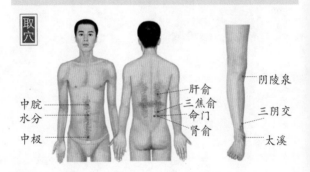

取穴

中脘
水分
中极

肝俞
三焦俞
命门
肾俞

阴陵泉
三阴交
太溪

刮拭方法

方法：采用直接刮法。
工具：采用木鱼石刮痧板，介质采用红花油。
手法：采用补法。
操作：

❶ 在后背部肝俞、命门、三焦俞、肾俞均匀涂抹红花油，

124

用平刮法刮拭，以刮出出血点为度；

② 用拇指揉法点揉腹部中脘、水分、中极，以局部酸胀为度；

③ 在下肢部阴陵泉、三阴交、足部太溪均匀涂抹红花油，用斜刮法刮拭，以刮出出血点为度。

泌尿系感染

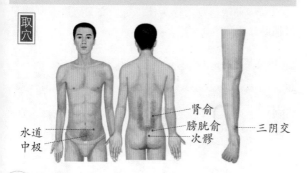

取穴

肾俞
膀胱俞
次髎
水道
中极
三阴交

刮拭方法

方法：采用直接刮法。

工具：采用水牛角刮痧板，介质采用凡士林油。

手法：采用泻法。

操作：

① 在后背部肾俞、次髎、膀胱俞均匀涂抹凡士林油，

肾俞、膀胱俞采用平刮法，次髎采用角刮法，均以刮出出血点为度；

❷ 用拇指揉法点揉腹部水道、中极，配合点按，以局部感到酸胀为度；

❸ 在下肢内侧三阴交均匀涂抹凡士林油，用斜刮法刮拭，手法宜重，以刮至皮肤青紫为度，但不能出血。

医生的叮嘱

本病采用药物治疗为佳，防止交叉感染。刮痧只做辅助疗法。

泌尿系结石

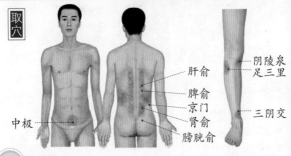

肝俞
脾俞
京门
肾俞
膀胱俞
中极
阴陵泉
足三里
三阴交
取穴

刮拭方法

方法：采用直接刮法。

工具：采用水牛角刮痧板，介质采用凡士林油。

手法：采用泻法。

操作：

① 在背部肝俞、脾俞、肾俞、膀胱俞、京门均匀涂抹凡士林油，用平刮法刮拭，以刮出出血点为度；

② 用拇指揉法点揉腹部中极，以局部酸胀为度；

③ 在下肢部阴陵泉、足三里、三阴交均匀涂上抹凡士林油，用斜刮法刮拭，以刮出出血点为度。

医生的叮嘱

术前要嘱患者多饮水，术后要引导患者做向上跳跃的运动。

前列腺病

取穴

气海

中极

肾俞

膀胱俞

阴陵泉

三阴交

太溪

刮拭方法

方法：采用揪痧法。

工具：介质采用凡士林油。

手法：采用补法。

操作：

❶ 先在患者后背部肾俞、膀胱俞均匀涂上凡士林油，然后施术者五指屈曲，用示指、中指的第二指节对准施术部位，把皮肤与肌肉揪起，然后瞬间用力向外滑动再松开，这样一揪一放，反复进行，并连续发出"啪啪"声响。在同一部位可连续操作 6 ~ 7 遍，这时被揪起部位的皮肤就会出现痧点；

❷ 再点揉腹部气海、中极；

❸ 在下肢部阴陵泉、三阴交及足部太溪均匀涂上凡士林油，然后施术者五指屈曲，用示指、中指的第二指节对准施术部位，把皮肤与肌肉揪起，然后瞬间用力向外滑动再松开，这样一揪一放，反复进行，并连续发出"啪啪"声响。在同一部位可连续操作 6 ~ 7 遍，这时被揪起部位的皮肤就会出现痧点。

医生的叮嘱

术前嘱患者多饮水，术后要让其休息片刻，并嘱患者治疗期间要禁房事。

单纯性肥胖症 🏥

取穴

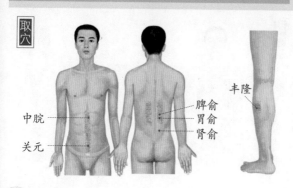

中脘

关元

脾俞
胃俞
肾俞

丰隆

刮拭方法

方法：采用直接刮法。

工具：采用木鱼石刮痧板，介质采用红花油。

手法：采用泻法。

操作：

❶ 在后背部脾俞、胃俞、肾俞均匀涂抹红花油，用平刮法刮拭，以刮出出血点为度；

❷ 用拇指揉法点揉腹部中脘、关元；

❸ 在下肢部丰隆均匀涂抹红花油，用斜刮法刮拭，以刮出出血点为度。

早泄 🩹

取穴

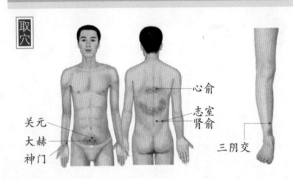

心俞
志室
肾俞
关元
大赫
神门
三阴交

刮拭方法

方法：采用揪痧法。

工具：介质采用凡士林油。

操作：

❶ 在患者后背部心俞、肾俞、志室均匀涂上凡士林油，然后施术者五指屈曲，用示指、中指的第二指节对准施术部位，把皮肤与肌肉揪起，然后瞬间用力向外滑动再松开，这样一揪一放，反复进行，并连续发出"啪啪"声响。在同一部位可连续操作 6～7 遍，这时被揪起部位的皮肤就会出现痧点；

❷ 点揉腹部关元、大赫、手部神门；

❸ 在患者三阴交均匀涂上凡士林油，然后施术者五指屈曲，用示指、中指的第二指节对准施术部位，把皮肤与肌肉揪起，然后瞬间用力向外滑动再松开，这样一揪一放，反复进行，并连续发出"啪啪"声响。在同一部位可连续操作 6 ~ 7 遍，这时被揪起部位的皮肤就会出现痧点；

❹ 放痧穴：大赫。消毒后用小号三棱针点刺出 3 ~ 5 滴血。

医生的叮嘱

术前禁饮水，术后要禁房事，平时注意锻炼身体。

遗精

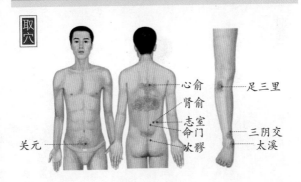

取穴

心俞
肾俞
志室
命门
次髎
关元
足三里
三阴交
太溪

刮拭方法

方法：采用直接刮法。

工具：采用木鱼石刮痧板，介质采用凡士林油。

操作：

❶ 在后背部心俞、命门、肾俞、志室、次髎均匀涂抹凡士林油，心俞和肾俞采用平刮法，命门、志室和次髎采用角刮法，均以刮出出血点为度；

❷ 用拇指揉法点揉腹部关元，以局部酸胀为度；

❸ 在下肢部足三里、足部太溪均匀涂抹凡士林油，用斜刮法刮拭，以刮出出血点为度。

失眠

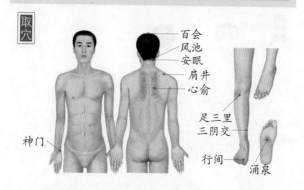

取穴

百会
风池
安眠
肩井
心俞
足三里
三阴交
行间
涌泉
神门

刮拭方法

方法：采用直接刮法。

工具：采用水牛角刮痧板，介质采用红花油。

手法：采用平补平泻法。

操作：

❶ 在头部百会及后头部安眠、风池，后背部肩井、心俞均匀涂上红花油，然后用刮痧工具直接接触患者皮肤，反复进行刮拭，至皮下呈现痧痕为止；

❷ 用拇指揉法点揉上肢部神门，以酸胀为度；

❸ 在下肢部足三里、三阴交均匀涂上红花油，然后用刮痧工具直接接触患者皮肤，反复进行刮拭，至皮下呈现痧痕为止；

❹ 用拇指揉法点揉足部行间、涌泉，以酸胀为度；

❺ 放痧穴：神门、行间。两穴在揉完之后，进行一下消毒，再用小号三棱针进行点刺，以放出 3 ～ 5 滴血为度。

医生的叮嘱

患者要进行适当的体育锻炼，调节情志。

慢性腰痛

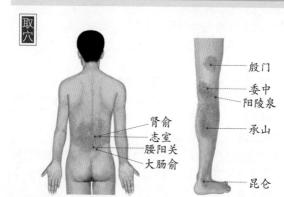

取穴

殷门
委中
阳陵泉
承山
昆仑

肾俞
志室
腰阳关
大肠俞

刮拭方法

方法：采用直接刮法。

工具：采用水牛角刮痧板，介质采用红花油。

手法：采用补法。

操作：

❶ 在腰背部志室、肾俞、大肠俞、腰阳关均匀涂抹红花油，用水牛角刮痧板进行刮拭，以局部刮出出血点为度；

❷ 在下肢后部委中、殷门、阳陵泉、承山、昆仑均匀涂抹红花油，用水牛角刮痧板进行刮拭，殷门采用平

刮法，昆仑采用角刮法，委中、阳陵泉、承山采用斜刮法，以局部刮出出血点为度。

医生的叮嘱

患者多进行体育锻炼以及理疗。

痤疮 ✚

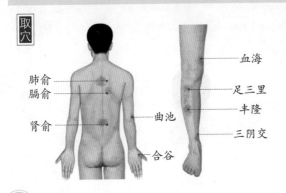

取穴

肺俞
膈俞
肾俞
曲池
合谷

血海
足三里
丰隆
三阴交

刮拭方法

方法：采用直接刮法。
工具：采用水牛角刮痧板，介质采用红花油。
手法：采用泻法。

操作：

刮拭时按以下部位顺序进行：背部肺俞、膈俞、肾俞，上肢部曲池、合谷，下肢部足三里、丰隆、三阴交。先在这些部位均匀涂抹红花油，然后用刮痧工具直接接触患者皮肤，反复进行刮拭，至皮下呈现痧痕为止。肺俞和足三里等穴采用平刮法，合谷和三阴交等穴采用斜刮法。

颈椎病

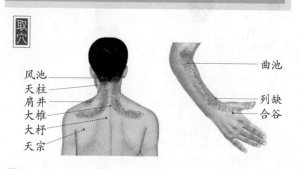

风池
天柱
肩井
大椎
大杼
天宗

曲池

列缺
合谷

刮拭方法

方法：采用直接刮法。

工具：采用水牛角刮痧板，介质采用红花油。

手法：采用补法。

操作：

❶ 在后颈部风池、天柱、肩井、大椎、大杼、天宗均匀涂上红花油，然后用刮痧工具直接接触患者皮肤进行刮拭，风池、天柱、大椎、大杼采用角刮法，肩井采用斜刮法，天宗采用平刮法；

❷ 在肩背部均匀涂上红花油，用平刮法直接接触患者皮肤进行刮拭；

❸ 在上肢部曲池、列缺均匀涂上红花油，然后用刮痧工具直接接触患者皮肤，曲池采用斜刮法，列缺采用角刮法；

❹ 在手部合谷均匀涂上红花油，用角刮法直接接触患者皮肤进行刮拭。

腰椎间盘突出症

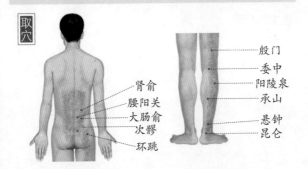

取穴

肾俞
腰阳关
大肠俞
次髎
环跳

殷门
委中
阳陵泉
承山
悬钟
昆仑

刮拭方法

方法：采用直接刮法。

工具：采用水牛角刮痧板，介质采用红花油。

手法：采用补法。

操作：

❶ 在腰背部肾俞、大肠俞、次髎均匀涂抹红花油，用水牛角刮痧板进行刮拭，肾俞、大肠俞采用平刮法，腰阳关采用角刮法，以局部刮出出血点为止；

❷ 在下肢部环跳、殷门、委中、阳陵泉、承山、悬钟、昆仑均匀涂抹红花油，用水牛角刮痧板进行刮拭，阳陵泉、昆仑等穴采用角刮法，承山采用平刮法，委中采用斜刮法，以局部刮出出血点为止；

❸ 在腰背部腰阳关均匀涂抹红花油，用角刮法进行刮拭，以局部刮出出血点为止。

医生的叮嘱

术后要休息片刻，方可进行活动。平时要注意行动，不要做太大幅度的动作。尽量睡硬板床，注意避风寒及潮湿。

慢性鼻炎 ✚

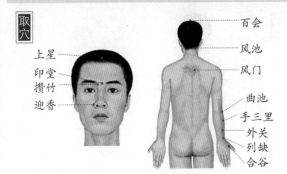

取穴

百会
风池
风门
曲池
手三里
外关
列缺
合谷

上星
印堂
攒竹
迎香

刮拭方法

方法：采用直接刮法。

工具：采用水牛角刮痧板，介质采用红花油。

手法：采用补法。

操作：

❶ 在头部百会，颈部风池，背部风门，上肢部曲池、手三里、合谷等穴位处均匀涂抹红花油后，用水牛角刮痧板进行刮拭，以刮出出血点为度；

❷ 用拇指示指挤按法挤按印堂；

❸ 放痧穴：头部上星、迎香。严格消毒后用小号三棱针进行点刺放血。

落枕 ➕

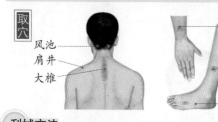

取穴

风池
肩井
大椎

外关

悬钟

足临泣

刮拭方法

方法：采用直接刮法。

工具：采用水牛角刮痧板，介质采用红花油。

手法：采用平补平泻法。

操作：

❶ 在后颈部风池、大椎，肩部肩井及颈肩部均匀涂上红花油，然后用刮痧工具直接接触患者皮肤，风池、肩井用斜刮法，大椎采用角刮法，反复进行刮拭，以局部刮出出血点为度；

❷ 在上肢部外关，下肢部悬钟，足部足临泣均匀涂上红花油，然后用刮痧工具直接接触患者皮肤，用斜刮法反复进行刮拭，以局部刮出出血点为度。

医生的叮嘱

手法不宜过重，以免造成患侧的皮肤破损。

痔疮 ✚

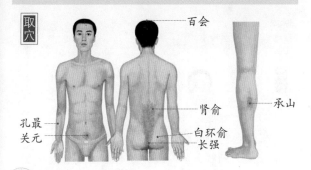

取穴

百会

肾俞

白环俞
长强

承山

孔最
关元

刮拭方法

方法：采用泻血法。

工具：采用三棱针。

手法：采用泻法。

操作：

❶ 按头顶部百会，腰背部肾俞、白环俞、长强及腰骶部，上肢部孔最，腹部关元，下肢部承山的顺序，进行常规消毒后，左手拇指压在被刺部位下端，上端用橡皮管结扎，右手持三棱针对准被刺部位静脉，迅速刺入脉中 0.5 毫米深，然后出针，使其流出少量血液，出血停止后，以消毒棉球按压针孔。当出血时，也可轻按静脉上端，以助瘀血排出，毒邪得泄；

❷ 放痧穴：在舌下龈交穴附近，若发现有米粒大小的
小疙瘩，用三棱针挑破，放出少量血液。

肩周炎 🩹

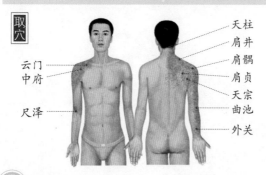

取穴

云门
中府

尺泽

天柱
肩井
肩髃
肩贞
天宗
曲池
外关

刮拭方法

方法：采用直接刮法。
工具：采用水牛角刮痧板，介质采用红花油。
手法：采用平补平泻法。
操作：
在所取穴位上均匀涂上红花油，然后用刮痧工具直接
接触患者皮肤，刮拭时按以下部位顺序进行：颈部哑
门、风池、大椎，肩背部肩井、天宗，胸部中府、云门，
上肢部肩髎、肩贞、臑会、肩髃、外关、曲池、合谷，

下肢部足三里。

医生的叮嘱

在进行刮治时，肩膀可适当地进行活动，以通经气。

阳痿

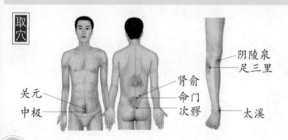

取穴

阴陵泉
足三里
肾俞
命门
次髎
关元
中极
太溪

刮拭方法

方法：采用揪痧法。

工具：介质采用红花油。

操作：

❶ 在患者后背部命门、肾俞、次髎均匀涂上红花油，然后施术者五指屈曲，用示、中指的第二指节对准施术部位，把皮肤与肌肉揪起，然后瞬间用力向外滑动再松开，这样一揪一放，反复进行，并连续发出"啪啪"声响。在同一部位可连续操作 6 ~ 7 遍，这时被揪起

部位的皮肤就会出现痧点；

❷ 点揉腹部关元、中极；

❸ 在患者下肢部阴陵泉、足三里及足部太溪均匀涂上红花油，然后施术者五指屈曲，用示、中指的第二指节对准施术部位，把皮肤与肌肉揪起，然后瞬间用力向外滑动再松开，这样一揪一放，反复进行，并连续发出"啪啪"声响。在同一部位可连续操作 6 ~ 7 遍，这时被揪起部位的皮肤就会出现痧点。

痛经

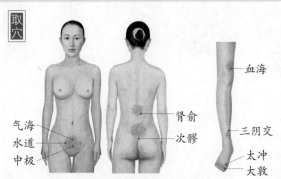

血海
肾俞
次髎
三阴交
气海
水道
中极
太冲
大敦

刮拭方法

方法：采用直接刮法。

工具：采用水牛角刮痧板，介质采用红花油。

手法：采用平补平泻法。

操作：

❶ 在腰背部肾俞、次髎均匀涂抹红花油，用水牛角刮痧板进行刮拭，肾俞用平刮法，次髎用角刮法；

❷ 用拇指揉法点揉腹部气海、水道、中极，以局部酸胀为度；

❸ 在下肢部血海、三阴交均匀涂抹红花油，用斜刮法进行刮拭；

❹ 放痧穴：足部太冲、大敦。严格消毒后用小号三棱针进行点刺放血。

乳腺增生 💊

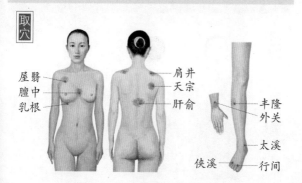

取穴

屋翳
膻中
乳根

肩井
天宗
肝俞

丰隆
外关

太溪

侠溪
行间

145

刮拭方法

方法：采用直接刮法。

工具：采用水牛角刮痧板，介质采用红花油。

手法：采用补法。

操作：

① 在肩背部肩井、天宗、肝俞，下肢部丰隆、太溪，上肢部外关，胸部屋翳、乳根、膻中等穴位处均匀涂抹红花油后，用水牛角刮痧板进行刮拭，肩井、天宗、肝俞、丰隆用平刮法，外关、太溪用斜刮法，屋翳和膻中用角刮法；

② 用拇指揉法点揉足部行间、侠溪，以局部酸胀为度。

慢性盆腔炎

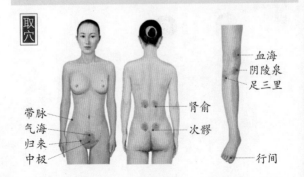

取穴

血海
阴陵泉
足三里

带脉
气海
归来
中极

肾俞
次髎

行间

刮拭方法

方法：采用直接刮法。

工具：采用水牛角刮痧板，介质采用红花油。

手法：采用泻法。

操作：

❶ 在腰背部肾俞、次髎均匀涂抹红花油，用水牛角刮痧板进行刮拭，肾俞用平刮法，次髎用角刮法；

❷ 在带脉均匀涂抹红花油，用平刮法进行刮拭；

❸ 用拇指揉法点揉气海、归来、中极；

❹ 在下肢部血海、阴陵泉、足三里、行间均匀涂抹红花油，用水牛角刮痧板进行刮拭，血海用平刮法，阴陵泉、足三里用斜刮法，行间用角刮法。

闭经

取穴

肝俞
脾俞
肾俞
次髎

关元
合谷
大赫

血海
阴陵泉
足三里
地机
三阴交
太冲

刮拭方法

方法：采用直接刮法。

工具：采用水牛角刮痧板，介质采用红花油。

手法：采用补法。

操作：

❶ 在背部肝俞、脾俞、肾俞、次髎，手部合谷均匀涂抹红花油，用水牛角刮痧板进行刮拭，肝俞、脾俞、肾俞用平刮法，次髎用角刮法，手部合谷用拇指揉法；

❷ 用拇指揉法点揉腹部关元、大赫；

❸ 在下肢部血海、阴陵泉、地机、三阴交、足三里均匀涂抹红花油，用水牛角刮痧板进行刮拭，血海和地机用平刮法，阴陵泉和三阴交等用斜刮法；

❹ 放痧穴：足部行间、背部肝俞。严格消毒后用小号三棱针进行点刺放血。

医生的叮嘱

要辨别闭经的原因，器质性的一般不要采用此法进行治疗。

百日咳 💊

取穴

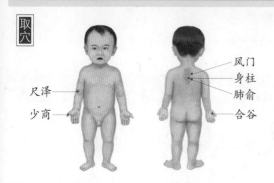

尺泽

少商

风门
身柱
肺俞

合谷

刮拭方法

方法：采用直接刮法。

工具：采用水牛角刮痧板，介质采用红花油。

手法：采用泻法。

操作：

❶ 在背部风门、身柱、肺俞均匀涂抹红花油，用水牛角刮痧板反复进行刮拭，风门和肺俞用平刮法，身柱用角刮法，以局部红紫为度；

❷ 用拇指揉法点揉上肢部尺泽、合谷，以局部酸胀为度；

❸ 放痧穴：手部少商。严格消毒后用小号三棱针进行点刺放血。

医生的叮嘱

手法要轻柔，可配合药物疗法。

小儿夜啼

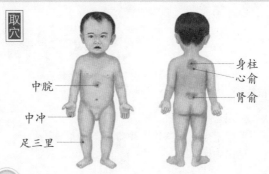

取穴

中脘

中冲

足三里

身柱
心俞

肾俞

刮拭方法

方法：采用直接刮法。

工具：采用水牛角刮痧板，介质采用红花油。

手法：采用泻法。

操作：

❶ 在背部身柱、心俞、肾俞均匀涂抹红花油，用水牛

角刮痧板反复进行刮拭，身柱用角刮法，心俞和肾俞用平刮法，以局部刮出出血点为度；

❷ 用拇指揉法点揉腹部中脘，用示指轻揉四神聪；

❸ 在下肢部足三里均匀涂抹红花油，用斜刮法进行刮拭，以局部刮出出血点为度；

❹ 放痧穴位：手部中冲。严格消毒后用小号三棱针进行点刺放血。

医生的叮嘱

施术时手法要轻柔，患者平时要睡在安静之处。

麦粒肿

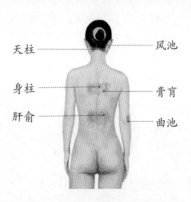

天柱 ———————— 风池

身柱 ———————— 膏肓

肝俞 ———————— 曲池

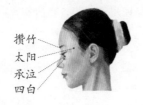
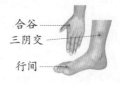

刮拭方法

方法：采用直接刮法。

工具：采用水牛角刮痧板，介质采用红花油。

手法：采用泻法。

操作：

❶ 在颈部风池、天柱，背部身柱、肝俞、上肢部曲池，手部合谷，下肢部三阴交均匀涂抹红花油后，用水牛角刮痧板反复进行刮拭，风池、天柱、身柱用角刮法，曲池、合谷、三阴交用斜刮法，肝俞用平刮法；

❷ 用拇指揉法点揉头面部攒竹、太阳、承泣、四白、行间；

❸ 放痧穴：耳尖穴附近有红点处。严格消毒后用小号三棱针挑刺放血。

医生的叮嘱

要注意眼部的卫生，防止继续发展。

晕动病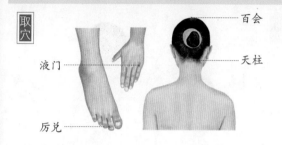

取穴

百会

天柱

液门

厉兑

刮拭方法

方法：采用直接刮法。

工具：采用水牛角刮痧板，介质采用红花油。

手法：采用补法。

操作：

❶ 在头部百会处均匀涂抹红花油后，用水牛角刮痧板进行反复刮拭，用角刮法，以刮出出血点为度；

❷ 在手部的液门、足部的厉兑和颈部的天柱用拇指揉法，以局部酸胀为度；

❸ 放痧穴：面部人中及下肢部足三里。严格消毒后用小号三棱针进行点刺，以放出 3~5 滴血为度。

鼻出血 🏥

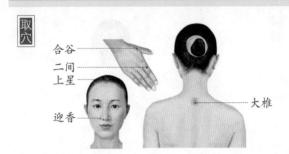

合谷
二间
上星
迎香
大椎

刮拭方法

方法：采用直接刮法。

工具：采用水牛角刮痧板，介质采用红花油。

手法：采用补法。

操作：

❶ 在头部上星，颈部大椎均匀涂抹红花油后，用水牛角刮痧板反复进行刮拭，均用角刮法，以局部刮出出血点为度；

❷ 用拇指揉法点揉面部的迎香及手部的合谷，以局部酸胀为度；

❸ 放痧穴：二间。严格消毒后用小号三棱针进行点刺放血，以放出 3 ~ 5 滴血为度。

医生的叮嘱

　　患者少食辛辣之品，调情志。

牙痛 ✚

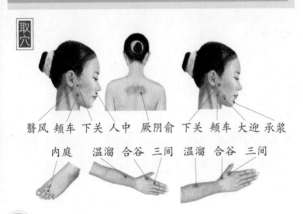

翳风　颊车　下关　人中　厥阴俞　下关　颊车　大迎　承浆

内庭　　温溜　合谷　三间　温溜　合谷　三间

刮拭方法

方法：采用直接刮法。

工具：采用水牛角刮痧板，介质采用红花油。

手法：采用泻法。

操作：

上牙痛：

❶患者取坐位，在背部厥阴俞，上肢部温溜均匀地涂上红花油，用水牛角刮痧板直接接触患者皮肤，反复进行刮拭，至皮下呈现痧痕为止；

❷用拇指揉法点揉手部合谷、三间，面部人中、下关、翳风、颊车、内庭；

❸放痧穴：面部颊车及足部内庭。严格消毒后用小号三棱针进行点刺放血。

下牙痛：

❶患者取坐位，在足部温溜、合谷、三间均匀地涂上红花油，用水牛角刮痧板直接接触患者皮肤，反复进行刮拭，至皮下呈现痧痕为止；

❷用拇指揉法点揉面部下关、颊车、大迎、承浆。

医生的叮嘱

患者少食辛辣之品，适寒热，调情志。

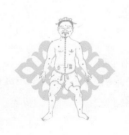

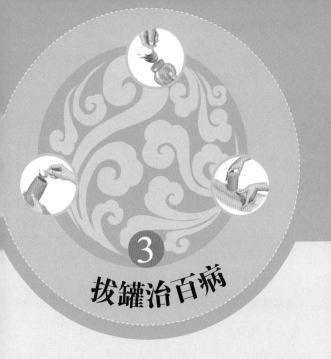

3 拔罐治百病

　　拔罐疗法治病，即是根据脏腑、经络学说，运用"四诊""八纲"的辨证方法，将临床上各种不同的症候加以分析和归类，明确疾病的部位是在经在脏、在表在里；疾病的属性是寒是热、属虚属实，从而采取相应的配穴处方，或补或泻，以通其经脉，调其气血，使阴阳归于平衡，脏腑功能趋于调和，从而达到防治疾病的目的。

3 种流行的拔罐疗法

　　拔罐的方法很多，现仅就常用的拔罐方法，如火罐疗法、竹罐疗法、药罐疗法等加以介绍。

火罐疗法

　　火罐疗法又称拔火罐，是以杯、罐为工具，借助火力或负压排出其中空气，使其吸附于皮肤表面，从而祛邪除湿的一种疗法。

施术方法

❶ 点火吸引法

　　（1）闪火法（见图①）

　　用镊子夹着燃着的酒精棉球或纸片或火柴，在罐内绕一下，或将蘸有酒精的棉球在罐的内壁涂擦一下，使酒精沾在罐内燃烧，然后立即将棉球或纸片或火柴抽

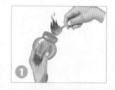

出，并将罐子扣在应拔部位或穴位上。此法多无烧伤之弊病，但是吸力较小。

应用闪火法时，棉絮蘸的酒精不宜过多，防止滴下，对皮肤造成烫伤。

（2）投火法（见图②）

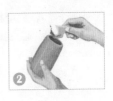

用纸片或酒精棉球或火柴，点燃后投入罐内，迅速将罐扣在治疗部位上。此种疗法只适宜火罐横着拔，否则纸片或酒精棉球或火柴杆落下，容易造成皮肤烫伤及烧伤。

应用投火法时，火焰要旺，动作要敏捷，扣罐时用另一只手掌挡一下罐口，或摇晃一下火罐，以免烫伤。

（3）贴棉法（见图③）

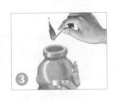

用剪刀剪 1 厘米见方的消毒棉花一块，不要过厚，用浓度为 95%的酒精浸湿，贴在罐内壁上中段或罐底处，点燃后罩于选定的穴位或部位上。

应用贴棉法时，一定要防止燃着的棉花脱落，避免掉在患者的身上，造成灼、烫伤。

（4）架火法（见图④）

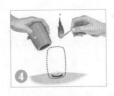

取一个不易燃、不传热，直径 2～3 厘米的片状物，如胶木瓶盖、橘皮、萝卜皮、土豆片、黄瓜片等，置于治疗部位或穴位

中心，其上再放一个酒精棉球，点燃后将火罐扣上。此法较安全，吸着力强，适合于重力吸拔刺激。

应用架火法时，一定要留心，燃着的火架不能歪倒或倾斜，以免烧伤患者的皮肤。另外，扣火罐时，一定要准确，避免扣歪，火焰扑灭，导致拔罐不成功。

（5）滴酒法（见图⑤）

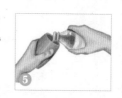

在火罐内中段滴浓度为95%的酒精 1 ~ 2 滴，再将罐横滚几转，使酒精均匀地附于罐内壁上，但不能流于罐口，以免灼伤皮肤，用火点燃后，迅速罩在选定的穴位或部位上。

② 抽气吸引法（见图⑥）

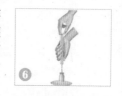

由玻璃制品厂特殊加工制作的玻璃罐，罐口较大、磨光，罐底较小，塞上橡皮塞，橡皮塞可以经常更换。根据需要，罐子可制成不同大小规格。具体做法是：用注射器从橡皮塞刺入，抽出罐中空气，使罐子吸拔在选定的部位或穴位上。此法的优点是不引起烫伤，而且负压大小可以掌握，还可以看到皮肤的反应情况，随意施以补法或泻法。但是，负压过大，同样也能造成水泡。

起罐方法

一只手拿着罐子稍微向一方
倾斜，另一只手则在火罐倾斜的
对侧火罐口附近肌肉上，用手指
缓缓按压，使罐子和皮肤之间形
成一个空隙，让空气由此进入罐

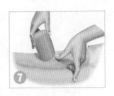

里，吸力就会逐渐消失，火罐就会自然脱落下来。避
免强力取下，以防伤害皮肤（见图⑦）。

竹罐疗法

竹罐疗法是用竹罐加中药蒸煮后吸附在体表进行
治疗的一种方法。目前应用比较普遍（见表1）。

施术方法

（1）将已经装好的中药布袋放在锅内煮沸，然后
将竹罐放在锅内煮2～3分钟，此时最容易吸拔，而且
不容易发生烫伤，一定不能超过5分钟，太热容易发生
烫伤；煮1～2分钟不够热，不容易吸拔。

（2）患者取松弛、舒适体位。治疗中不可移动体
位，以免竹罐脱落。

（3）拔罐数量及竹罐大小，应该按患者全身及
局部情况决定，身体强壮者多拔、虚弱者少拔，初次

使用此法者应该少拔，以后再多
拔。一般每次3～4个，大部位可
以多到10多个，竹罐排列可有以
下两法：

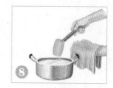

密排法：罐距不超过1寸
（同身寸）。适合于体壮、有疼
痛症状者。

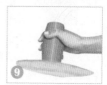

疏排法：罐距在2寸以上。
适合于年老体弱者。

（4）操作时，操作者用镊
子从锅内将竹罐夹出，把水甩干净，口向下，迅速
投入另一手持的毛巾中，把水吸干，立即扣在需
要治疗的部位或穴位上，借罐内热气吸住（见图⑧、
图⑨）。

（5）每次治疗10～20分钟，每日或隔日一次。
10～12次为一个疗程。竹罐的吸拔力较强，拔罐过紧
或时间过长容易发生水疱，所以一般不超过20分钟。

（6）拔罐时，如局部有发热、酸胀、冷气外出、
温暖舒适之感，为正常现象。如有紧痛和灼热感，应
即时取下检查，然后再吸拔，以
免发生烫伤。

（7）如果不是用开水煮沸
法，而是用蒸汽法，则先将壶水
煮沸，使蒸汽从壶嘴喷出，在

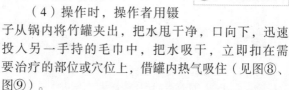

壶嘴处套上橡皮管，令热蒸汽从
橡皮管喷出，再将竹罐口对准喷
气口套入1～2秒钟，随即取出，
迅速扣在需要治疗的部位或穴位
上（见图⑩、图⑪）。

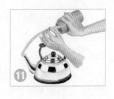

　　用竹罐时，必须甩尽罐内的热药液或热水，以免
烫伤皮肤。

起罐方法

　　起罐时，将罐的一侧倾斜，用一指压对侧皮肤，
使管与皮肤间形成小空隙，空气即可进入，吸力消失，
罐自行脱落。

药罐疗法

　　一般认为，在火罐疗法的基础上，开展药罐疗
法，能更好地发挥药物拔罐的综合作用，疗效较好（见
表2）。

施术方法

　　（1）在罐内装入 1/2 ～ 2/3
药液（见图⑫）。
　　（2）患者应该采取最舒适的
体位。

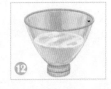

（3）依患者身体的倾斜度，将药罐迅速按于需要治疗的部位或穴位。

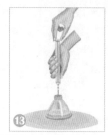

（4）用注射器从橡皮塞刺入罐内，抽出罐内空气使之产生负压。需要强力刺激时多抽空气使之产生大的负压；需要弱力刺激时少抽空气使之产生小的负压。看罐内负压大小可视在罐内隆起的皮肤和皮下组织多少而定，隆起得多为负压大、吸拔力大；隆起得少为负压小、吸拔力小。吸紧皮肤后留罐（见图⑬）。

（5）一般留罐15～20分钟。当皮肤出现深红色红晕时，即可起罐。

用罐前，必须甩尽罐内的热药液或热水，以免烫伤皮肤。

起罐方法

起罐时，一手指压住罐口的一侧，另一只手扶住罐体使之倾斜，待空气进入，负压消失，罐自行脱落。或者将注射针头从橡皮塞刺入罐内放进空气，负压消失，罐自行脱落。

表1 常用的处方一

处方①	祁艾6克、川椒6克、麻黄6克、杜仲9克、乌梅9克、木瓜9克、桔梗6克、竹茹9克、透骨草6克、穿山甲6克、党参6克、乳香15克、没药5克、甘草6克。用于通经活血
处方②	麻黄、祁艾、防风、木瓜、川椒、竹茹、透骨草、穿山甲、乳香、没药、年健、威灵仙、羌活、苍术、防风、归尾、刘寄奴、乌梅、甘草各6克。用于舒筋平气
处方③	羌活、紫苏、祁艾、菖蒲、白芷、甘草各15克,连须葱白30克。用于祛风止痛
处方④	麻黄、祁艾、防风、川木瓜、川椒、竹茹、秦艽、透骨草、穿山甲、乳香、没药、千年健、地风、川羌、苍术、防风、当归尾、刘寄奴、乌梅、甘草各10克。用于活血舒筋
处方⑤	羌活、独活、紫苏、祁艾、菖蒲、白芷、甘草各25克,葱100克。用于通经止痛

根据需要,选择以上处方之一,将各药装入布袋在锅内煎煮,药量可根据次数多少加减,每周要更换1~2次

表2　常用的处方二

处方①	薄荷6克，樟脑9克，生姜60克，用浓度为75％的酒精浸泡2周以上即可用。用于通经活络
处方②	川芎、白芷、血竭、小茴香、土木鳖、乳香、没药、乌头、独活、羌活、防风、泽兰、红花每味药等量，用浓度为75％的酒精浸泡2周以上即可用。用于舒筋止痛
处方③	在肺俞、膈俞、天突、膻中、神阙等穴位拔罐用。红参、海龙、白芥子、细辛、甘遂、吴茱萸、苍术、青木香、川芎、雄黄、丁香、肉桂、皂角等量研成细末，用鲜姜汁调成极稀的糊状，放在冰箱里备用。用于活血舒筋
处方④	两面针酊或辣椒水或风湿药酒等。用于通经活血

7种常用的拔罐手法

单罐法

即只拔一个罐具，适用于病变范围较小或压痛点的疾病，可按病变或压痛范围的大小，选择适当口径的罐具。如胃脘痛，可在中脘穴拔罐。一些轻度的全身性疾病，也可选一个关键穴位拔罐，如感冒初期，只在大椎穴处拔罐即可。后立即将棉球或纸片或火柴抽出，并将罐子扣在应拔部位或穴位上。此法多无烧伤之弊病，但是吸力较小。

多罐法

即拔两个以上的罐具，适用于病变范围较广泛的疾病，可按病变部位的解剖形态等情况，吸拔数罐。若某一肌束劳损，可按肌束的体表位置成行排列吸拔数罐，又称排罐法。一般的全身性疾病和脏腑疾病，均可根据病情的需要选择 4 ～ 10 个穴位拔罐。

在使用多罐时，吸拔的罐子不宜过密，以免相互牵拉，引起疼痛，同时相互排挤，不易拔牢。但是，也不能过稀，以免影响疗效。

留罐法

又称坐罐法，即拔罐后将罐留置一定时间，一般留置 15 ~ 20 分钟。罐大、吸拔力强的应适当减少留罐时间，夏季及肌肤薄处，留罐时间也不宜过长，以免起疱损伤皮肤。此法是常用的一种方法，一般疾病均可应用，而且单罐、多罐皆可应用。

闪罐法

适应于肌肉比较松弛，吸拔不紧或留罐有困难处，以及局部皮肤麻木或功能减退的虚证患者。其操作方法是：将罐子拔上后立即取下，如此反复吸拔多次，至皮肤潮红为度。需注意闪罐大多采用火罐法，所用的罐不宜过大。多用于局部皮肤麻木、疼痛或功能减退等疾患，尤其适用于不宜留罐的患者，如小儿及年轻女性的面部。

走罐法

又名推罐法、飞罐法，一般用于面积较大，肌肉丰厚的部位，如腰背部、大腿等处。需选口径较大的罐，罐口要求平滑较厚实，先在罐口涂一些润滑油脂或在施术皮肤上涂以润滑油脂，将罐吸拔好后，以手握住罐底，稍倾斜，前边略提起，慢慢向前推动，这样在皮肤表面上下或左右或循经，来回推拉移动数次，至所拔部位的皮肤红润、充血，甚或瘀血时，将罐起下。用于调节机体功能，疏通经络，泄热等。此疗法要求局部皮肤完整无破损。

在应用走罐法时，不能用在骨突出处或小关节处以及皮肤有皱襞、细嫩之处，以免损伤皮肤，或使吸拔的罐子漏气脱落。

血罐法（刺络拔罐）

先用三棱针或陶瓷片、粗毫针、小眉刀、皮肤针、滚刺筒等，按病变部位的大小和出血量要求，刺破小血管，然后拔以火罐，一般刺血后拔罐留置 10 ～ 15 分钟，这样可以加强刺血法的疗效。此法应用较广泛，多用于各种急慢性软组织损伤、神经性皮炎、痤疮、皮肤瘙痒症、坐骨神经痛等。

应用刺络拔罐时，要掌握针刺的深浅、出血的多少。一定要按病情而定，如果是实热证，则可深刺，并多出点血，即所谓泻法；如果是虚寒证，则宜浅刺，少出点血，这为补法。另外，不可在大血管上行刺血拔罐法，以免造成出血过多。

针罐法

先在选定的穴位上施行针刺，待达到一定的刺激量或按病情需要施以补泻手法后，将针留在原处，再以针刺处为中心，拔上火罐。如再与药罐结合，称为"针药罐"。此法能起到拔罐与针刺的双重作用，多用于治疗各种深处慢性、疼痛性、寒性病症，如肩背痛、肌筋膜炎、风湿、类风湿等。

应用针罐时，一定要找准穴位，先行针刺，待"得气"后，再扣罩上罐子，在扣罩罐子时，决不能撞压针，以免针刺过深，造成不应有的损伤。尤其在胸、背部，针刺更不能过深。

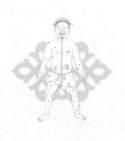

拔罐9大操作步骤

拔罐前准备

（1）施术者洗干净手，做好技术操作准备。

（2）仔细检查患者，确定是否适应证，有无禁忌。根据病情，确定拔罐方法。

（3）检查应用的药品、器具是否都备齐，并都擦拭干净。

（4）拔罐前让患者休息一会，以消除疲劳和紧张，并对患者说明拔罐的过程，以消除其恐惧心理。

选择患者体位

为了便于拔罐操作和使患者被吸拔的体位不至感到不舒适，要摆好患者的体位，原则上使患者保持舒适持久，又便于施术者操作，所以在施术之前，应讲究患者不同的体位。通常包括仰卧位、俯卧位、侧卧位和坐位四种。

仰卧位：患者自然平躺于床上，双上肢平摆于身体两侧。适用于吸拔患者的前胸、腹部、上肢和下肢的前侧部位时（见图⑭）。

俯卧位：患者俯卧于床上，两臂顺平摆于身体两侧，颌下垫一薄枕。适用于吸拔患者的腰、背和下肢的后侧部位时（见图⑮）。

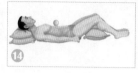

侧卧位：患者侧卧于床上，同侧的下肢屈曲，对侧的腿自然伸直（如取左侧卧位，则左侧腿屈曲、右侧腿自然伸直），双上肢屈曲放于身体的前侧。适用于吸拔患者的侧胸、髋部和下肢的侧面时（见图⑯）。

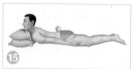

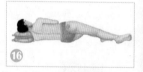

坐位：患者倒骑于带靠背的椅子上，双上肢自然重叠，抱于椅背上。适用于吸拔患者的肩部、背部、上肢和膝部时（见图⑰）。

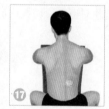

选取拔罐部位

一般以肌肉丰满、皮下组织丰富、毛发稀少的部位为宜；一般不宜在血管浅显处、心搏处、鼻、眼、乳头和皮肤细嫩处拔罐。

选择罐具

根据所要拔罐部位面积的大小、患者体质的强弱、患者的病情，区别对待，选用大小适宜的玻璃罐、竹罐或其他罐具。

擦洗消毒

先用毛巾浸温水洗净选好的治疗部位，再用干纱布擦干（为防止发生烫伤，一般不用酒精或碘酒消毒），待皮肤干燥后再行拔罐。

拔罐

将选好的部位裸露出来，施术者靠近患者身边，顺手执罐，按不同方法扣上。

询问

拔上火罐之后，需要询问患者感觉怎么样。如果患者感觉紧、灼痛、难受，可能是吸拔的力量过大，或此处不适宜，应该立刻起罐，而另外选择附近肌肉较多的地方，再重新进行吸拔，或改用较小的罐子多拔几次。

起罐

　　一只手拿住火罐，另一只手将罐口边缘的皮肤轻轻按下，待空气进入罐内后，火罐就会自然落下。如果是抽气罐，则将进气阀拉起，待空气进入后，罐便会脱落。

　　患者如有晕罐现象，也应立即起罐，及时做妥善处理。

起罐后处理

　　一般不需要进行特别处理。如果留罐时间较长，皮肤起了较大的水疱，可以用消毒针刺破，为防止感染，可以涂上些紫药水。起罐后如果针孔出血，可以用干的消毒棉球压迫止血。处理完毕后，患者休息10～20分钟即可。

　　如果患者连续几天都接受拔罐疗法，应该注意轮换位置。针对病因和病情，可以在同一经络俞穴上，选不同位置但有同样疗效的穴位。

拔罐的注意事项

适应证

拔罐疗法的适应证非常广泛，现仅列出最常见的适应证如下：

1	内科疾病	如急性胃炎、慢性胃炎、急性胃肠炎、慢性胃肠炎、胃及十二指肠溃疡、消化不良、胆囊炎、胰腺炎、急性气管炎、慢性气管炎、支气管哮喘、偏头痛、三叉神经痛、神经衰弱、眩晕症、坐骨神经痛、肋间神经痛、面神经麻痹、急性或慢性尿路感染、肾炎等病症
2	外科疾病	如慢性阑尾炎、急性乳腺炎、慢性乳腺炎、急性膀胱炎、睾丸炎、前列腺炎、尿潴留、软组织损伤、风湿性关节炎、退行性关节炎、急或慢性腰扭伤、腰肌劳损、肩关节周围炎、急或慢性淋巴结炎、落枕、颈椎病、骨质增生、跌打损伤、遗尿症等病症

3	妇产科疾病	如痛经、闭经、月经不调、急性盆腔炎、慢性盆腔炎、卵巢炎、输卵管炎、子宫内膜炎、阴道炎、外阴炎、子宫脱垂、妊娠呕吐、产后子宫收缩不佳、更年期综合征等病症
4	小儿科疾病	如消化不良、寒性腹泻、伤食、气管炎和支气管炎、肺炎、遗尿症、夜尿症、腮腺炎、百日咳、猩红热等疾病
5	五官科疾病	如慢性结膜炎、急性或慢性麦粒肿、慢性巩膜炎、慢性视网膜脉络膜炎、各种急性或慢性鼻炎、急性或慢性副鼻窦炎、急性或慢性扁桃体炎、急性或慢性咽喉炎等病症
6	皮肤科疾病	如神经性皮炎、外阴瘙痒症、皮肤瘙痒症、阴囊瘙痒症、阴囊炎、银屑病(牛皮癣)等病症
7	传染科疾病	如慢性细菌性痢疾、慢性肝炎、流行性腮腺炎、肺结核、胸膜炎、流行性感冒等病症

禁忌证

拔罐疗法无绝对禁忌证，但有一些情况是不适宜运用拔罐疗法的。

❶ 患者发狂、烦躁不安，或者全身剧烈抽搐、癫痫正

在发作的患者，不宜拔罐治疗。

❷ 患者精神失常、精神病发作期，不适宜施用拔罐疗法。

❸ 久病体弱致全身极度消瘦、皮肤失去弹性者，不适宜施用拔罐疗法。

❹ 患者平时容易出血、患有出血性疾病，如过敏性紫癜、血小板减少性紫癜、白血病、血友病、血管脆性试验阳性者，不适宜施用拔罐疗法，以免造成出血不止。

❺ 患有广泛的皮肤病，或者皮肤有严重过敏者，不适宜拔罐治疗其他疾病。

❻ 患者患有恶性肿瘤，不管有什么样的适合拔罐疗法治疗的疾病，也不能施用拔罐疗法，以免促进肿瘤播散和转移。

❼ 怀孕期间妇女的下腹部、乳头部不能施用拔罐疗法。

❽ 患者患有心脏病出现心力衰竭者，患肾脏病出现肾功能衰竭者，患有肝脏病出现肝硬化腹水者，全身有浮肿者，不适宜施用拔罐疗法。

❾ 在需要拔罐治疗的局部有皮肤病者，局部皮肤的毛发太多、皮肤太细嫩、皮肤有皱褶的患者，不适宜施用拔罐疗法。

特别提醒

晕罐是拔罐治疗中产生的一种特殊情况，和晕针有相似的地方，常常在拔罐的过程中发生，在起罐后发作。虽然不多见，但不可不防。这里要特别注意：在拔罐过程中，患者如果有晕罐现象，应立即起罐，及时做妥善处理。

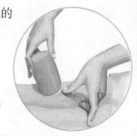

① 晕罐症状：头晕目眩，面色苍白，恶心欲吐，呼吸急促，心慌心悸，四肢发凉，伴有冷汗，脉沉细、血压下降；严重者口唇、指甲青紫，神志不清，仆倒在地，大小便失禁，脉搏微弱。

② 晕罐原因：拔罐时空腹或者大汗之后过度疲劳；心情过于紧张；体质虚弱；拔罐手法过重，时间过长。

③ 晕罐处理：让患者平卧，并注意保暖。症状轻者服温开水或糖水即可迅速缓和，并恢复正常；重者应立即采取其他急救措施。

④ 晕罐预防：施术者应注意观察和询问患者，如果患者大饥大渴，应该让其进食，稍稍休息后再做治疗；神情紧张者应先做解释，消除其顾虑和恐惧心理，不可勉强；拔罐过程中一旦发现患者出现不适，应立即起罐并做妥善处理。

拔罐治疗 30 种常见病

便秘

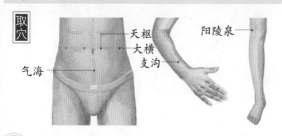

取穴

天枢
大横
支沟
气海
阳陵泉

拔罐方法

取仰卧位，用口径为 2.5 ~ 3 厘米的任何一种罐吸拔均可，用泻法，重吸拔，吸拔 15 分钟。每天 1 次，15 次为一疗程，间休 1 周再行下一个疗程。

医生的叮嘱

1. 施术时患者要消除紧张心理。
2. 要养成良好的排便习惯，注意饮食调节。
3. 患者平时多做促进肠管蠕动的下腹部运动。
4. 服用润滑性、稀酸性、刺激性泻剂。

胆结石

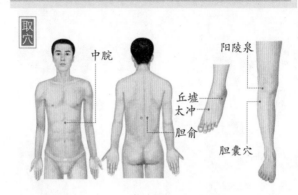

中脘

阳陵泉

丘墟
太冲

胆俞

胆囊穴

拔罐方法

先取仰卧位，双膝屈曲，吸拔中脘、左侧阳陵泉、胆囊穴、丘墟、太冲，然后再俯卧位吸拔胆俞。每2天再吸拔右侧，两侧交替轮流吸拔。每穴吸拔15分钟，每天吸拔1次，15次为一疗程，间休1周再行下一个疗程，完全用泻法。阳陵泉、胆囊穴、丘墟、太冲用口径为 1.5 ~ 2.5 厘米的罐子吸拔，中脘和胆俞用口径为 4 厘米的罐子吸拔。

支气管哮喘 ✚

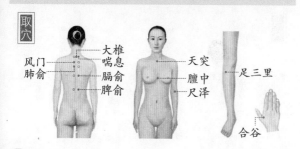

取穴

大椎
风门
喘息
肺俞
膈俞
脾俞
天突
膻中
尺泽
足三里
合谷

拔罐方法

　　先仰卧位吸拔胸腹部穴位，然后俯卧位选颈腰背部穴位，四肢穴位可选坐位。都用泻法，留罐10分钟，每天1次，连续5～6天至哮喘缓解。根据实际条件，任选1种罐子均可，口径为2～4厘米，可先针刺，后拔罐，重拔至罐内皮肤起疱更好。起罐后局部最好覆盖上消毒纱布或消毒凡士林纱布。水疱无须特殊处理，让其自然吸收。

医生的叮嘱

1. 应先解除支气管痉挛和补液、纠正缺氧。
2. 控制感染、抗过敏药物的应用。
3. 及时做其他对症处理。

坐骨神经痛 ✚

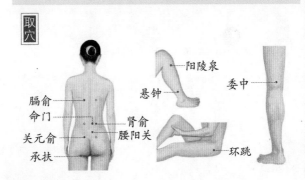

取穴

膈俞
命门
关元俞
承扶
肾俞
腰阳关
阳陵泉
悬钟
委中
环跳

拔罐方法

患者取俯卧位，选口径为 2.5 ~ 4 厘米的罐子重吸拔，先针灸得气后再拔罐，留罐 15 分钟。每天吸拔1 次，15 次为一疗程，间休 1 周再行下一个疗程。选任何一种罐子都可。

医生的叮嘱

1. 先治疗原发病，后治疗疼痛。

2. 牵引、理疗、按摩、药物、手术治疗都应根据患者具体病情而定。

神经衰弱

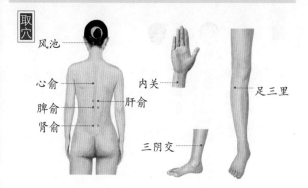

取穴

风池
心俞
脾俞
肾俞
肝俞
内关
足三里
三阴交

拔罐方法

选用口径为 2.5 ~ 4 厘米的罐子，先针灸得气后再拔罐，补法，每穴留罐 5 分钟。每天 1 次，15 天为一疗程，间休 1 周再行下一个疗程，直至痊愈。腰背部穴位选俯卧位，四肢穴位选坐位或仰卧位，两膝关节屈曲位拔罐。

医生的叮嘱

心理医疗、药物治疗、理疗与体疗相结合。

183

性功能失调

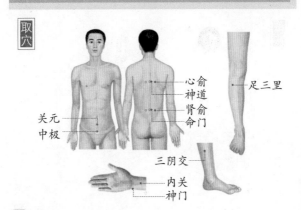

取穴

心俞
神道
肾俞
命门
关元
中极
足三里
三阴交
内关
神门

拔罐方法

1️⃣ 阴虚火旺选心俞、肾俞、身柱为第1组；中极、神道、内关、足三里为第2组。第1天拔第1组，第2天拔第2组，轮流吸拔。

2️⃣ 心脾两虚选关元、命门、肾俞、三阴交、神门。

对性功能失调都用补法拔罐，先针灸得气后，再选口径为1.5～3厘米的任何一种罐子吸拔，留罐5分钟。每天1次，15次为一疗程，间休1周再行下一个疗程。腹部穴位选仰卧位，腰骶部穴位选俯卧位，四肢穴位视情况选卧位或坐位，以患者舒适为准。

偏头痛 🏥

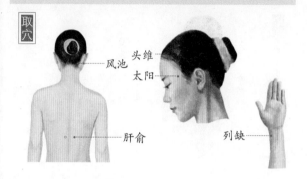

取穴

头维
风池
太阳
肝俞
列缺

拔罐方法

　　令患者坐位,先针灸风池、肝俞、太阳、头维、列缺,得气后再选口径 1.5 ～ 2 厘米的任何一种罐,泻法重拔。头维穴不拔。留罐 10 分钟。每天 1 次,10 次为一疗程,间休 1 周,视病情再行下一个疗程。

医生的叮嘱

　　1. 注意个人的心理锻炼。

　　2. 生活要有规律。

　　3. 可应用镇静药物及对抗 5- 羟色胺的药物。

　　4. 拔罐、针灸、按摩可综合进行,以尽快祛除病因。

流行性感冒 🏥

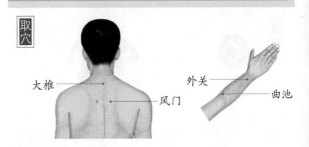

大椎

风门

外关

曲池

拔罐方法

拔罐疗法以祛风散寒，清热宣肺为主。具体拔罐操作如下：

患者取坐位，用闪火法在双侧曲池穴，双侧外关穴，大椎穴，双侧风门穴拔罐 15 分钟，隔日 1 次，10 天为一个疗程。

医生的叮嘱

1. 对患者进行常规隔离，并注意让其卧床休息，多饮水，给予流质或半流质饮食。

2. 患者要勤漱口、刷牙，以保持口腔清洁。

3. 对症治疗高热，可用物理降温、补液或解热镇痛剂。

腰椎间盘突出症 ✚

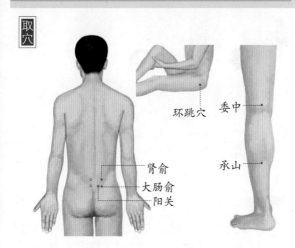

取穴

环跳穴

委中

肾俞

承山

大肠俞

阳关

拔罐方法

　　先俯卧位选准痛侧肾俞、阳关、大肠俞、委中、承山进行针刺、泻法，得气后再选口径为 3.5 厘米的任何一种罐子重吸拔，留罐 10 分钟。然后侧卧位，疼痛侧在上。选准环跳穴针刺，得气后再用口径为 3.5 厘米的任何一种罐子吸拔，留罐 10 分钟。每天 1 次，15 次为一疗程，间休 1 周再行下一个疗程。

病毒性肝炎

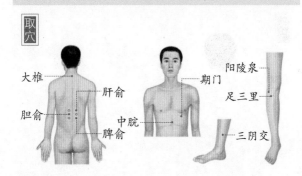

取穴

大椎
肝俞
胆俞
脾俞
期门
中脘
阳陵泉
足三里
三阴交

拔罐方法

第一天选第一组穴位。患者取坐位，取口径为 1.5 厘米玻璃罐，用闪火法在大椎穴、双侧肝俞穴、双侧胆俞穴拔罐 20 分钟。

第二天选第二组穴位。患者仰卧，取口径为 1.5 厘米的玻璃罐，用闪火法在中脘穴、双侧期门穴、双侧阳陵泉穴、双侧阴陵泉穴、双侧足三里穴、双侧三阴交穴拔罐 20 分钟。每天 1 次，每次 1 组，两组交替进行，30 天为一疗程，休息 1 周后，可进行第二个疗程。

关节痛 🏥

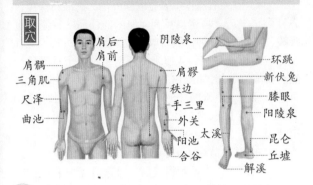

取穴

阴陵泉
肩后
肩前
肩髃
三角肌
尺泽
曲池
肩髎
秩边
手三里
外关
阳池
合谷
环跳
新伏兔
膝眼
阳陵泉
太溪
昆仑
丘墟
解溪

拔罐方法

（1）肩关节痛：患者取坐位，选准肩髃、肩髎、三角肌、肩前和肩后穴位，先针刺得气后，再选口径为2厘米的任何一种罐子吸拔，泻法重拔，留罐10分钟。每天一次，15次为一疗程，间休1周，再行下一个疗程。

（2）肘关节痛：患者取仰卧位或坐位，选准曲池、尺泽、手三里，先针刺得气后再选口径为2厘米的任何一种罐子吸拔，泻法重拔，留罐10分钟。每天1次，15次为一疗程，间休1周后再行下一个疗程。

（3）腕关节痛：患者取坐位，选准阳池、外关、合谷穴，先针刺得气后，再选口径为2厘米的任何一种罐子吸拔，泻法重拔，留罐 10 分钟。每天 1 次，15 次为一疗程，间休 1 周后再行下一个疗程。

（4）髋关节痛：患者先取仰卧位，选准新伏兔，先针刺得气后，再选口径为 4 厘米的任何一种罐子重吸拔，留罐 10 分钟。然后取卧位，选准秩边穴，先针刺得气后再选口径为 4 厘米的任何一种罐子重吸拔。然后再取侧卧位，痛侧在上，选准环跳穴先针刺得气后，再选口径为 4 厘米的任何一种罐子重吸拔，均留罐 10 分钟。每天 1 次，15 次为一疗程，间休 1 周再行下一个疗程。

（5）膝关节痛：患者取仰卧位，选准新伏兔、阳陵泉、膝眼穴，先针刺得气后，再选口径为 1.5 ～ 2.5 厘米的任何一种罐子重吸拔，留罐 10 分钟。每天 1 次，15 次为一疗程，间休 1 周再行下一个疗程。

（6）踝关节痛：患者取坐位，两手抱膝，后背靠床头，选准太溪、解溪、丘墟、昆仑穴，先针刺得气后，选口径为 1 ～ 1.5 厘米的任何一种罐子，最好用竹罐重吸拔，留罐 10 分钟。每天 1 次，15 次为一疗程，间休 1 周后再行下一个疗程。

医生的叮嘱

1. 注意关节保暖及关节功能训练。

2. 也可进行按摩治疗、封闭及舒筋活血止痛药物治疗。

泌尿系结石 ✚

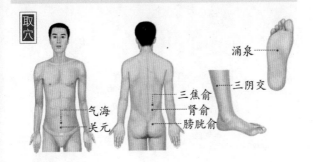

取穴

涌泉
三阴交
三焦俞
肾俞
膀胱俞
气海
关元

拔罐方法

让患者仰卧位，先针刺气海、关元、三阴交，得气后再选任何一种罐子吸拔，重刺激，泻法，强力拔，留罐 10 分钟。然后再俯卧位针刺肾俞、三焦俞、膀胱俞和涌泉，得气后再拔罐，留罐 10 分钟。每天 1 次，15 次为一疗程，间休 1 周后再行下一个疗程。罐子的口径根据穴位的解剖情况，选 2 ~ 4 厘米即可。

医生的叮嘱

1. 对患者进行解痉止痛，控制感染。

2. 进行排石治疗，由于结石梗阻尿路可施行手术治疗。

急性腰扭伤

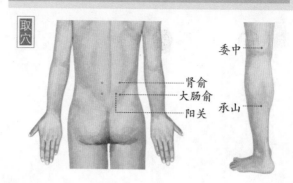

取穴

委中

肾俞
大肠俞
阳关

承山

拔罐方法

患者俯卧位，先针刺肾俞、阳关、大肠俞、委中、承山，得气后再选口径为 3 厘米的任何一种罐子泻法重拔，留罐 10 分钟。每天 1 次，直至痊愈。

医生的叮嘱

1. 患者注意多卧床休息。
2. 可用舒筋活血止痛药物治疗。

落枕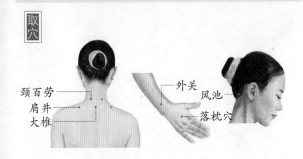

取穴

颈百劳

肩井

大椎

外关 风池

落枕穴

拔罐方法

患者取坐位，选准双风池、颈百劳、大椎、双肩井、双外关、双落枕穴进行针刺，得气后再选口径 1 ~ 2 厘米的任何一种罐子轻拔，留罐 5 分钟。每天 1 次，一般 2 ~ 3 天可痊愈。

医生的叮嘱

1. 注意睡眠姿势，枕头要轻、软，高低适合。
2. 平时多加强颈部肌肉的训练。
3. 理疗、按摩、针灸、牵引均可治疗。

更年期综合征

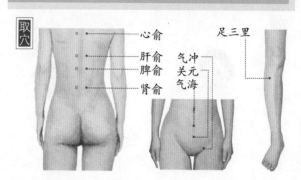

取穴

心俞
肝俞
脾俞
肾俞

气冲
关元
气海

足三里

拔罐方法

第一天选第一组穴位。患者俯卧，取口径为 3 厘米的玻璃罐，用闪火法在双侧心俞、双侧肝俞、双侧脾俞、双侧肾俞拔罐 20 分钟。

第二天选第二组穴位。患者仰卧，取口径 3 厘米的玻璃罐，用闪火法在气海穴、双侧气冲穴、双侧足三里穴拔罐 20 分钟。

以上每天 1 次，每次 1 组，两组交替进行，15 天为一个疗程，休息 1 周后，可进行下一个疗程。

前列腺病

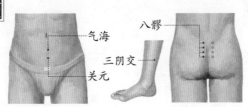

取穴

气海
三阴交
关元
八髎

拔罐方法

　　患者先仰卧位，选准气海、关元、三阴交进行针刺，重刺激、得气后再选口径为 3 厘米的任何一种罐子重吸拔，留罐 15 分钟。每日 1 次，15 次为 1 个疗程，间休 1 周再行下一个疗程。腹部及四肢拔完后，再取俯卧位，先针刺得气后再选口径为 1 厘米的任何一种罐子吸拔双侧上次中下八髎穴。吸拔方法同上。

医生的叮嘱

　　可同时进行消炎、理疗、热水坐浴、前列腺按摩、拔罐疗法。

斑秃

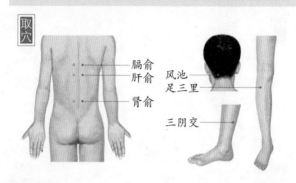

取穴

膈俞
肝俞
肾俞

风池
足三里

三阴交

拔罐方法

患者取坐位，取口径为 1.5 厘米的玻璃罐，用闪火法在双侧足三里穴、双侧三阴交穴、双侧风池穴、双侧膈俞穴、双侧肝俞穴、双侧肾俞穴拔罐 20 分钟。隔日 1 次，30 天为一个疗程，休息 1 周后，可进行第二个疗程。

医生的叮嘱

治疗上以祛风、补益肝肾、行气活血为主。

痛经

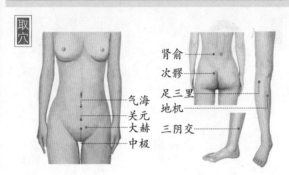

肾俞
次髎
足三里
地机
三阴交

气海
关元
大赫
中极

拔罐方法

实证：患者仰卧，取口径为 3 厘米的玻璃罐，用闪火法在气海穴、中极穴、双侧地机穴拔罐 15 分钟，再令患者俯卧，同前法在双侧次髎穴拔罐。每日一次，15 次为一个疗程。

虚证：患者仰卧，取口径为 3 厘米的玻璃罐，用闪火法在关元穴、双侧大赫穴、双侧足三里穴、双侧三阴交穴拔罐 10 分钟，再令患者俯卧，同前法在双侧肾俞穴拔罐。每天 1 次，15 次为一个疗程。

闭经 🚑

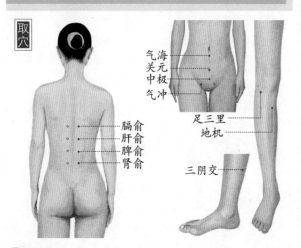

取穴

气海
关元
中极
气冲

足三里
地机

三阴交

膈俞
肝俞
脾俞
肾俞

拔罐方法

实证：患者仰卧，取口径为 3 厘米的陶罐，用闪火法在关元穴、中极穴、双气冲穴、双侧地机穴、双侧三阴交穴拔罐 15 分钟。每天 1 次，10 次为一疗程。

虚证：患者仰卧，取口径为 3 厘米的陶罐，用闪火法在气海穴、关元穴、双侧足三里穴、双侧三阴交穴拔 10 分钟，再令患者俯卧，同前法在双侧膈俞、肝俞、脾俞、肾俞拔罐。

慢性盆腔炎

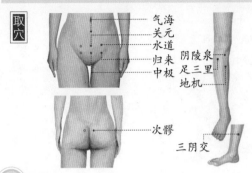

取穴

气海
关元
水道
归来
中极
阴陵泉
足三里
地机
次髎
三阴交

拔罐方法

第一天选第一组穴位。患者仰卧，取口径为 3 厘米的玻璃罐，在中极穴、双侧水道穴、双侧归来穴拔罐，再令患者俯卧，同前法在双侧次髎穴拔罐 20 分钟。

第二天选第二组穴位。患者仰卧，取口径为 3 厘米的玻璃罐，用闪火法在气海、关元穴、双侧足三里穴、双侧地机穴、双侧阴陵泉穴拔罐 20 分钟。

以上疗法每天 1 次，每次 1 组，两组交替进行，30 天为一个疗程。

医生的叮嘱

可采取手术及药物治疗，但也可用拔罐疗法。

缺乳

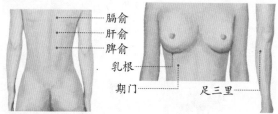

膈俞
肝俞
脾俞
乳根
期门
足三里

拔罐方法

实证：患者仰卧，取口径为 1.5 厘米的玻璃罐，用闪火法在双侧乳根穴拔罐 15 分钟，再令患者俯卧，同前法在双侧肝俞穴拔罐。每天 1 次，15 次为一个疗程。

虚证：患者仰卧，取口径为 1.5 厘米的玻璃罐，用闪火法在双侧乳根穴、双侧足三里穴拔罐 15 分钟，再令患者俯卧，同前法在双侧脾俞穴、双侧膈俞穴拔罐 15 分钟。每日 1 次，15 次为一个疗程。

医生的叮嘱

1. 患者要注意调节情绪，解除恼怒思虑。

2. 注意多喝汤水，多吃易消化、有营养的食物。

脱肛 🏥

取穴

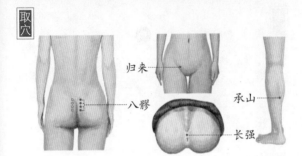

归来

八髎

承山

长强

拔罐方法

先让患者仰卧位，针刺归来，用补法，得气后再选口径为 3 厘米的任何一种罐子吸拔，留罐 5 分钟；然后取截石位，先针刺长强穴，得气后再选口径为 1.5 厘米的任何一种罐子吸拔长强穴，留罐 5 分钟；再取俯卧位，针刺八髎穴，得气后再选口径为 3 厘米的任何一种罐子吸拔，留罐 5 分钟；再针刺承山穴，得气后选口径为 2.5 厘米的任何一种罐子吸拔，留罐 5 分钟。每天 1 次，15 次为一疗程，间休 1 周后再行下个疗程。

细菌性痢疾 ➕

取穴

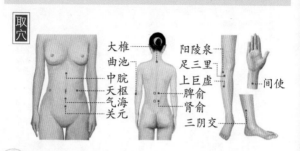

大椎
曲池
中脘
天枢
气海
关元

阳陵泉
足三里
上巨虚
脾俞
肾俞
三阴交

间使

拔罐方法

❶ 急性细菌性痢疾：先仰卧位，泻法，针刺和吸拔腹部穴位，然后俯卧位，针刺和吸拔腰背部穴位。留罐15分钟。每天1次，直至治愈。

❷ 慢性细菌性痢疾：先仰卧位，双膝屈曲，轻刺激，针灸得气后，选口径为3厘米的任何一种罐子吸拔，留罐10分钟。每天1次，15天为一疗程，间休1周再行下一个疗程。

医生的叮嘱

1. 对患者进行消炎、补液，对症处理。
2. 饮食要注意卫生。
3. 对患者进行隔离治疗，易切断传播途径。

肩周炎 🏥

取穴

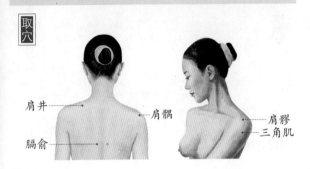

肩井　　　　肩髃

膈俞　　　　　　　肩髎
　　　　　　　　三角肌

拔罐方法

患者取坐位，选准肩井、肩髎、三角肌、肩髃进行针刺，得气后再选口径为 3 厘米的任何一种罐子进行重吸拔，留罐 10 分钟。每天 1 次，15 次为一疗程，间休 1 周可进行下一个疗程。

医生的叮嘱

1. 治疗的重点是舒筋活络止痛。

2. 可同时进行理疗、按摩、封闭、针灸、训练运动、拔罐、中药熏蒸等。

慢性腰痛

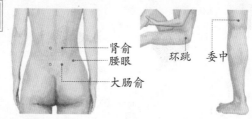

肾俞
腰眼
大肠俞
环跳　委中

拔罐方法

患者取俯卧位，先选准双腰眼、双肾俞、双大肠俞、双委中，或每天只选腰痛的一侧针刺，得气后再选口径为 3.5 厘米的任何一种罐子吸拔，重拔泻法，留罐 10 分钟。然后再取侧卧位，疼痛侧在上，选准环跳穴针刺，进针 5～6 厘米，得气后选口径为 3.5 厘米的任何一种罐子吸拔，留罐 10 分钟。每天 1 次，15 次为一疗程，间休 1 周后可再行下一个疗程。

医生的叮嘱

1. 注意工作及生活中腰部的姿势，加强腰部肌肉的训练。

2. 同时进行按摩、理疗及舒筋活血止痛药物的治疗。

百日咳

取穴

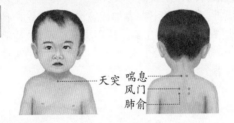

天突 喘息
风门
肺俞

拔罐方法

患儿仰卧位，肩垫高，充分暴露天突穴，用适合患儿大小的罐轻拔，留罐3分钟。然后俯卧位，用适合患儿大小的罐吸拔喘息、风门、肺俞，留罐3分钟。每天1次，15次为一疗程，间休1周后再行下个疗程。

遗尿

取穴

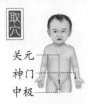

关元
神门
中极

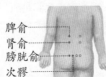

脾俞
肾俞
膀胱俞
次髎

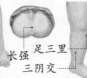

长强 足三里
三阴交

拔罐方法

选取肾俞、膀胱俞、关元、中极和三阴交。有梦者加拔神门；食欲不振者加拔脾俞、足三里；日久者加拔次髎、长强。以上都采用泻法，强刺激，重吸拔，留罐 10 分钟，每天 1 次，15 次为 1 疗程，间休 1 周后再行下个疗程。

慢性鼻炎

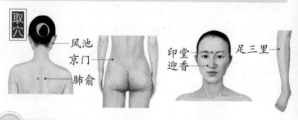

取穴

风池
京门
肺俞
印堂
迎香
足三里

拔罐方法

患者取坐位，取口径为 1.5 厘米的玻璃罐，用闪火法在双侧迎香穴、印堂穴、双侧足三里穴、双侧肺俞穴、双侧风门穴拔罐 20 分钟。隔日 1 次，20 天为一个疗程。

医生的叮嘱

施治时以清热宣肺、通鼻窍为主。

牙痛

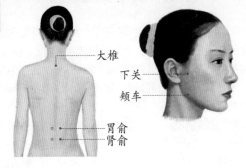

大椎

下关

颊车

胃俞
肾俞

拔罐方法

患者取坐位，取口径为 1.5 厘米的玻璃罐，用闪火法拔患侧颊车穴、下关穴、大椎穴、双侧肾俞穴、双侧胃俞穴 10 分钟。每天 1 次，10 天为一个疗程。

医生的叮嘱

1. 此病采用药物治疗效果不佳，反复用拔罐疗法效果比较显著。

2. 治法以消肿止痛、滋阴泻火为主。

附

家庭常用的拔罐器具

用什么来做吸拔的罐子呢？民间应用都是很随便的，有的用小瓷杯，有的用玻璃小茶杯，有的用各种不同规格的陶瓷或玻璃做的罐头瓶子，更多的是用"米升"（家里日常量米用的竹筒），这些都可以达到治疗目的。其实，只要能够吸牢皮肤，而又不损伤皮肤的类似东西，都可以用来做吸拔的罐子，瓷的、陶的、玻璃的、竹子的都可以。一般医疗机构最常用的是特制玻璃罐。下面简单介绍几种常见的吸拔罐。

玻璃罐

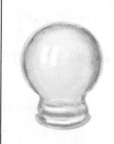

这种罐子是用玻璃在玻璃制品加工厂特殊制作的。形如笆斗，肚子大口小，口边外翻，有大、中、小三型

市面上出售的玻璃罐分别为1、2、3、4号，以1、2号最适宜，1号容积为40毫米，2号容积为80毫米，口径一般是4～8厘米

玻璃罐

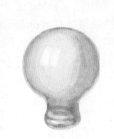

优点：罐子质料透明，最适于刺络拔罐应用，吸着后可以从外面看到皮肤的变化、出血多少，容易估量吸拔的力量，便于掌握情况。并且价格便宜，易消毒，耐高温高压

缺点：易破碎

陶瓷罐

这种罐子在民间应用较普遍，其材料为陶土，在陶瓷厂特殊制作，罐口光滑圆整，口底平，肚子大，如陶瓷鼓，有大小不等的各种规格。因为其状像缸，所以也有人叫它"小缸""瓷鼓"

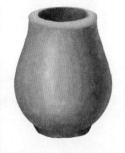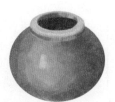

陶瓷罐	**优点：** 宜于消毒，吸拔力强，价格便宜 **缺点：** 因不透明，无法观察出血量，故不宜用作血罐。另因罐口内陷，吸拔力大时患者会感到罐口边缘处过分压痛
竹罐	大致分为两种： 一种是用老竹逐节锯断，一端去节做口，一端留节做底。在竹制品加工厂里，刮去外青皮，车成圆柱形。然后按竹的大小分别制成4～6厘米、6～8厘米、8～10厘米、10～12厘米4种口径不同的罐子，这种罐子经久耐用，不易破裂 另一种是选择质坚而老的小竹子，逐节锯断，一端留节做底，另一端去节做口，口径为1.5～5厘米，长为8～10厘米，刮掉外青皮，罐口磨光。这种小竹罐适用于吸拔四肢关节上的部位，口径稍大的也可吸拔在腰背部和臀部的穴位上 民间应用各取所需，大小不一，无统一规格，怎么方便怎么做，可按一般习惯使用。当然能按不同规格、大小、形状的罐子来做治疗，那就更好了

竹罐

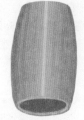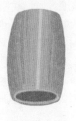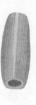

优点：取材容易，经济实用，轻巧，适于药煮，作药罐用

缺点：不透明；必须注意保存，否则容易燥裂；吸拔力不够大

负压罐

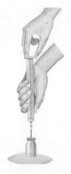

负压罐是用抽气法将特别罐体形成负压，吸拔在穴位上，使皮下及浅层肌肉充血。一种是特制罐具，医药商店有售；一种是自制罐具，目前多为用青霉素小瓶去底磨平为罐口，用清洁的注射器将罐体抽成负压，按在所选择的穴位上

优点：使用方便，没有烫伤的顾虑

缺点：没有温热感，不能做手法

代用罐	代用罐是日常生活中随手可用的应急器皿，如大罐头瓶、瓷酸奶瓶、茶杯等都可以选用。用时注意挑选罐口平滑的器皿，并视情况打磨光滑后再使用 **优点**：就地取材，可应急需 **缺点**：因为是随机取用，不好掌握，效果也不好观察

　　除以上介绍的几种拔罐器具外，还有橡胶罐、牛角罐、木火罐、金属罐、电罐、瓷罐等多样罐具，都在实际应用中有其独到的特点和功用，这里不再一一介绍。

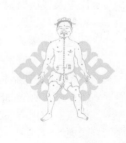

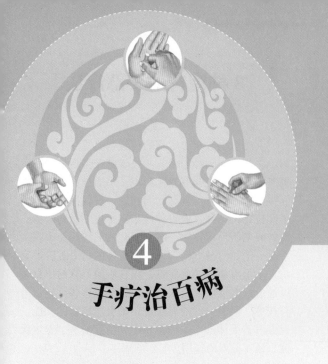

4

手疗治百病

　　手掌是观察内脏的窗口，当我们患上某种疾病时，双手总会出现相应的征兆，如头脑血液循环不良者，可在指甲部出现黑红瘀斑；肝脏功能异常者，其中指与无名指间的皮肤会变粗、变硬。反过来说，观察手掌上的变化，同样也能明白内脏现状及其机能活动。因此，我们可以直接从手上获取信息，分析、判断人的健康状况，并通过手疗治疗相关的疾病。

3 种流行的手部疗法

　　人的双手分布有丰富的神经与血管。中医学认为，手为手三阴经与手三阳经经脉交会之处，还有更多的经外奇穴与有效刺激点。手通过经络直接或间接与十二经脉、五脏六腑相通。现代医学认为，手部位结构精细，血管神经丰富，皮下脂肪较少，对外界刺激反应敏感，有利于药物的渗透与吸收。手是一个相对独立的部分，但人体的每个脏腑器官均在手上有相应的反应点，内在脏腑器官的信息可以通过这些反应点反映出来，故而对这些反应点进行按摩、刺激，就能有效地调整脏腑器官的功能，充分改善人体的生物功能，起到治疗疾病、养生保健、延年益寿的作用。

手掌刺激术

　　手掌中的某一点、某一区和内脏中的某一部位相关联，对这些点或区进行适当的刺激，能够收到很好的效果（见图①~图⑥）。

　　实际治疗症状时，刺激可分强、弱、缓三种程度。

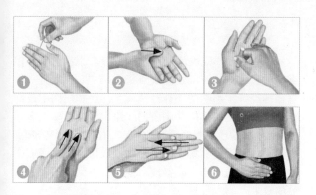

（1）强刺激——时间很短，刺激强烈，有刺痛感，如用指头按压，或用拧捏等方式。

（2）弱刺激——需要花费一定的时间给予适度的刺激，其要点是在感到若有若无的刺激时便停止，如用指头点按，或用不停的轻压方式。

（3）缓刺激——刺激与刺激间所间隔的时间较长，也就是要花较长时间进行刺激。重点在于一旦刺激，千万不可性急，必须耐心地持续进行。

以上三种刺激法除用手指外，还可使用牙签、发夹，甚至香烟头，这要看具体的场合来运用。

刺激的最大好处是方法非常简单，效果也非常显著。所以，当你发现某种症状时，马上刺激手掌，只要方法正确，必能收到预期的效果。

手掌按摩术

手，是动作既灵活又敏感的部分。手掌上有许多重要的穴位。从解剖学的观点来看，"穴位"是一种总合神经纤维组织的"神经丛"。神经和肌肉中或许有像"经络"那样接受刺激的线路。根据很多人多年的经验，目前已经明确了"疼痛与穴道""治疗与穴道"的关系。如果能够集中力量对这些穴位加以按摩或搓揉，便能疏通经络，改善气血运行，达到防治多种病症的效果。

按摩穴位有种种好处，所以我们若经常两手相互按摩、搓揉，也是一种极好的保健法。

手掌贴放术

当人们在痛、病、衰弱时，会本能地将自己的手掌贴放在患部，并加以压迫，促进全身紧张，减轻痛苦。这样做的同时，会将神经和血液循环、血压以及内分泌的功能加以调整，从而促使病痛痊愈，我们就把它称为手掌贴放术。

在手掌贴放术里，如果是医患双方，则注重双方的气息相同，也就是彼此的呼吸要一致。

手疗的注意事项

适应证

1	炎症疾病	咽喉炎、鼻炎、肩周炎、胆囊炎、关节炎等
2	功能性疾病	月经不调、痛经、胃痉挛等
3	疼痛性疾病	神经性头痛、牙痛、胸痛、坐骨神经痛、腹痛等
4	神经性疾病	神经症、面肌痉挛、神经性耳聋等
5	急性疾病	高热惊厥、癫痫急性发作、急性胃炎等
6	慢性疾病	胃溃疡、慢性胃肠炎、腹泻、风湿病、关节炎、腰肌劳损等

禁忌证

　　手疗虽然适用范围广泛、疗效好、无副作用，但对某些病势急迫、病情严重的病症仍然不宜使用。以下几种病症需谨慎对待：

　　❶ 严重的出血性疾病：如脑出血、子宫出血、内

脏出血等。

②急性高热病症：如败血症等。

③妇女月经期及妊娠期。

④急性中毒：如食物中毒、煤气中毒、药物中毒、酒精中毒等。

⑤心肌梗死、严重肾衰竭、心衰竭等。

⑥某些外科疾病：如急性腹膜炎、肠穿孔、急性阑尾炎、骨折等。

⑦传染病：如霍乱、流脑、肝炎、结核、淋病等。

⑧慢性疾病的急性发作期：如高血压危象、低血压休克、糖尿病酮症酸中毒等。

上述病症，应及时采用药物、手术等治疗措施，待病情稳定后，再以手疗作为辅助手段进行调理性治疗。

特别提醒

①保持双手清洁温暖，指甲常修剪。

②暴饮、饱餐、洗澡1小时内及过度疲劳之余均不宜做手疗。

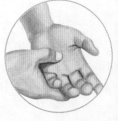

③治疗腰部、颈部及各种关节、软组织扭伤时，应边

施手法，边嘱咐患者活动，病痛严重时还必须直接按摩患部。

④ 对症选穴后，采用指尖点按或按揉手法，力量要柔和深透，每次 3~5 分钟。

⑤ 手穴部位比较小，按摩时，有些穴位亦可用一些器械代替操作，如用牙签、笔尖等（必须光滑圆润）按压穴位。

⑥ 严重病症应以药物和其他疗法为主，手疗为辅。

⑦ 治疗中如出现一些反应，应及时处理。

⑧ 手疗要有毅力和恒心。

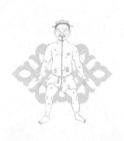

手疗治疗 15 种常见病

心脏病

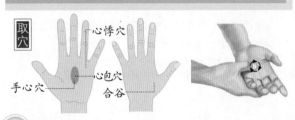

取穴

心悸穴
心包穴
手心穴
合谷

手部征象

手掌的正中心称为手心，又称"心包区"。如果指压心包区有压痛感，或出现皮肤过硬、过柔、过冷、过热等现象，就要注意可能心脏已经有异常。

手疗方法

手掌按摩术

选穴：心包区。

按摩方法：用手指按摩心包区、心悸点、手心穴、合谷，每手每穴 3 分钟，按摩后再用双手互擦心悸点、手心穴穴区，发热为度，每日数次。

高血压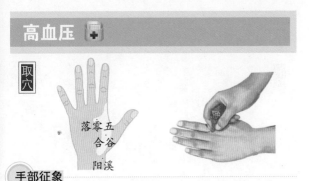

取穴

落零五
合谷
阳溪

手部征象

拍打手背上的阳溪穴时，有剧烈疼痛的感觉。阳溪穴在手背上，也称为"血压反应区"，可以反映高血压的初期症状，是一个极为重要的穴道。

手疗方法

手掌刺激术

选穴：阳溪、合谷、落零五。

刺激方法：拿十根牙签捆成一束，对阳溪穴进行强刺激。剧痛感是因为废弃物质堆积在血管内，造成血液阻塞所引起的。所以，单纯的按摩并不能收到最佳效果。

随症配穴：血压反应区上，除了阳溪穴外，还有合谷穴和落零五穴。高压如果达到了180～200毫米汞柱应刺激合谷穴；若超过了200毫米汞柱，则应刺激落零五穴，也可以两穴依次刺激。

低血压 🧰

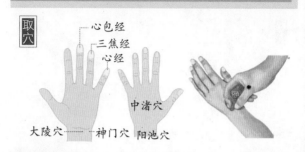

取穴

心包经
三焦经
心经
中渚穴
大陵穴 ———— 神门穴 阳池穴

手部征象

中指近掌第一节右侧的带状区域有白色或花白色斑点。

手疗方法

手掌刺激术

选穴：心经、心包经、三焦经、神门、大陵穴、阳池穴、中渚穴。

刺激方法：拿牙签捆成一束，以和心脏有密切关系的心经、心包经及联结心包经的三焦经为中心，对手掌进行刺激。具体地说，就是分别刺激掌内手腕上的神门、大陵穴，手背手腕上的阳池穴，以及位于无名指和小指指背交叉下方处的中渚穴。

肩周炎

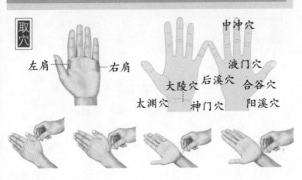

手部征象

左肩或右肩有白色、花白色、暗红色的斑点，偏棕黄则病程长。

手疗方法

手掌刺激术

选穴：太渊穴、合谷穴、阳溪穴、神门穴、液门穴、大陵穴、中冲穴、后溪穴。

刺激方法：抬起手腕，对上述穴道进行刺激。或用香烟头灸治，或用牙签刺激，若有疼痛感属正常现象。

腰痛

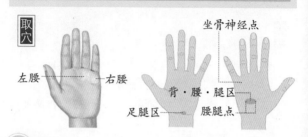

左腰 —— 右腰

坐骨神经点

背·腰·腿区

足腿区 —— 腰腿点

手部征象

腰区有白色或暗黄色的斑点。以无名指、小指指缝平分线为界，左边对应左腰，右边对应右腰。

手疗方法

手掌刺激术

选穴：背、腰、腿区的腰腿点。

刺激方法：治疗腰痛的中心处在手背上的"背、腰、腿区"。此区横排有两个穴道，统称为腰腿点。第一个腰腿点位于示指下侧，对坐骨神经痛等一般性腰痛很有效。另一个腰痛点位于无名指侧，对腰骨扭伤特别有效。

刺激法是用手指压，在缓慢深压一段时间后，暂停一会儿，再继续进行。刺激和刺激的间隔时间不能太短，力道最好是轻柔缓慢。

随症配穴：如果是坐骨神经痛，最有效果的是刺激坐骨神经点，它位于手背无名指和小指交叉处附近。有坐骨神经痛的人，可利用牙签或发夹加以刺激。

在手掌下侧靠近手腕处有一"足腿区"，对治腰痛有效。

感冒 🩹

取穴

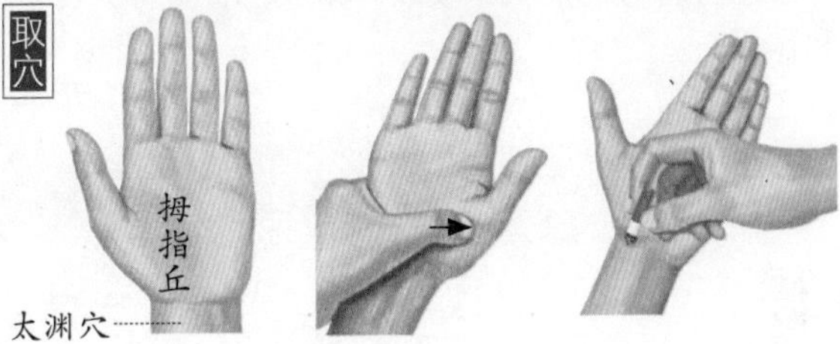

拇指丘

太渊穴

手部征象

位于拇指下方至手腕间的鼓起部分的拇指丘瘦扁，或呈紫色。

手疗方法

方法一：手掌刺激术

刺激方法：指压左右两手的拇指丘，指压时要略有痛感才行，指压一会儿后就会呈红润状，而且还会恢复原状。如果是轻微感冒，可依照此法简单治愈。

同时，刺激行经手腕内的肺经上的太渊穴，更可收到特殊的效果。刺激太渊穴可防止打喷嚏、咳嗽、流鼻水等情形，也可用香烟头灸治。

方法二：手掌贴放术

贴放方法：将手掌轻轻地贴放在上述通往肺部或其他呼吸器官的部位。贴放手掌时，尽量避免使施术部位产生压迫感，手掌与身体之间不要有空隙。这种方法对于感冒特有的症状（咳嗽、鼻塞、喉咙痛）具有缓和作用。

头痛

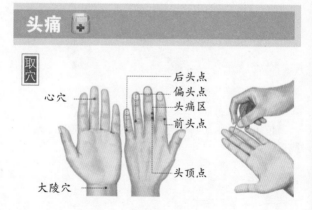

取穴

心穴

大陵穴

后头点
偏头点
头痛区
前头点
头顶点

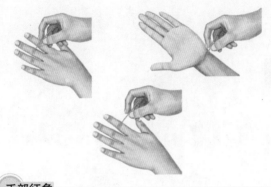

手部征象

在中指近掌节顶部两侧，是头痛区域。在头区有白色或暗红色斑点，即为头痛。

手疗方法

手掌刺激术

刺激方法：可用针、牙签或发夹等尖状物对心穴、大陵穴进行强刺激、反复刺激，就能抑制头痛，恢复头脑清晰。

随症配穴：可根据头痛的部位和情形，刺激不同的穴道。整个头部都痛时，刺激前头点；头心疼痛时，刺激头顶点；后脑疼痛时，刺激后头点；头两侧疼痛时，刺激偏头点；若是暴饮暴食或酒醉所引起的头痛，刺激前头点。

肺病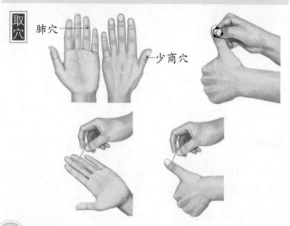

取穴

肺穴

少商穴

手部征象

纵断于拇指和示指间的生命线呈断续变色状态。

手疗方法

方法一：手掌按摩术

选穴：少商穴。

按摩方法：经常指压位于拇指指甲下方的少商穴，再仔细地按摩拇指的第一节，便可畅通肺经循环，进而改善呼吸器官机能。

方法二：手掌刺激术

分别用单根牙签扎刺肺穴、少商穴，每穴2分钟；用梅花桩刺激肺反射区，每穴2分钟，然后进行艾灸，每穴1~2分钟。

慢性鼻炎 ✚

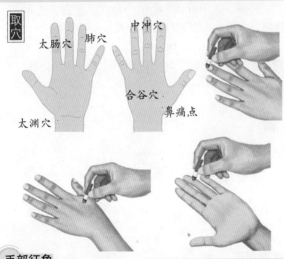

取穴

太肠穴　肺穴

中冲穴

合谷穴

鼻痛点

太渊穴

手部征象

中指根纹中点的略下方出现凸起的白色、黄色斑点。

手疗方法

手掌刺激术

刺激方法：用强刺激法刺激合谷穴。可用香烟头灸治10～20次。如果一次不能根治打喷嚏、流鼻水的现象，务必刺激到完全治愈为止。和合谷穴一样具有奇效的，是大肠穴。

另外，如用香烟头灸治中冲穴、肺穴、太渊穴、鼻痛点，可立即缓和打喷嚏、流鼻水的现象。

肝胆结石 ✚

取穴

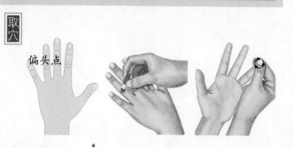

偏头点

手部征象

位于无名指手背侧的第二关节上的偏头点周围的皮肤有硬化、呈紫色瘀血状等现象，指压时有压痛感。

手疗方法

手掌刺激术

刺激方法：先用梅花桩强刺激偏头点，每手每穴3分钟；再用香烟头灸治偏头痛，每手每穴2分钟；然后按摩三焦区，加力摩擦，有热感为止。上述穴位治疗每日数次。

胃溃疡

取穴

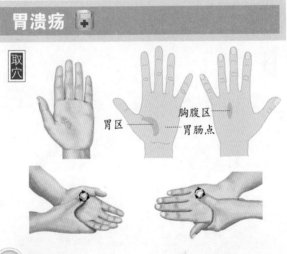

胃区 胸腹区 胃肠点

手部征象

在胃区有一个或数个暗棕色的圆形或椭圆形斑点。

手疗方法

手掌刺激术

刺激方法：按摩胃肠点、胸腹区，每手每穴5分钟；如胃痛可加按落零五、合谷两穴，每手每穴2分钟；症状较重者，用香烟头灸治胸腹区，每手每次3分钟，每日数次。

胃炎

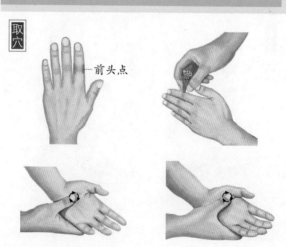

取穴

——前头点

手部征象

在示指靠近拇指的第二关节上的前头点四周出现紫色瘀血状或有压痛感。

手疗方法

手掌刺激术

刺激方法：用梅花桩反复刺激前头点，强力按摩手心的胃肠点、胃反射区，每手每穴3分钟，每日数次。

中耳炎

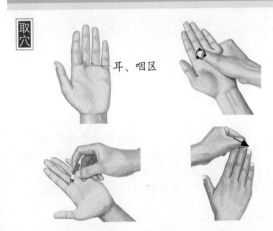

取穴

耳、咽区

手部征象

在中指指根一带的"耳、咽区"有紫色的瘀血状，按之有强烈的压痛感。

手疗方法

手掌按摩术、手掌刺激术

治疗方法：首先，按摩"耳、咽区"，并用香烟头灸治7~10次；接着，用手指按压位于中指指甲下方的中冲穴。这样反复进行两三天后，瘀血状自然消失。可作为较好的辅助治疗方法。

神经衰弱

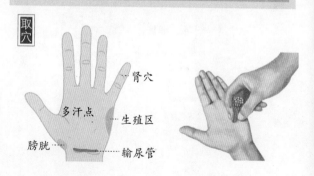

取穴

肾穴

多汗点

生殖区

膀胱

输尿管

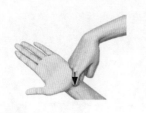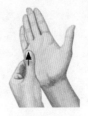

手部征象

　　失眠、多梦区（示指靠手掌的第三指节竖直平分3等份，右边三分之一为失眠区，左侧三分之一为多梦区）有花白、暗红、黄色凸起斑点。

手疗方法

方法一：手掌刺激术、手掌按摩术

选穴：多汗点（将手自然地握成拳形，无名指指尖按住的掌心处即为多汗点）、生殖器反射区、肾反射区、输尿管、膀胱反射区。

治疗方法：对多汗点用梅花桩强刺激；用手指捏按生殖器反射区；用示指关节角连按肾反射区、输尿管、膀胱反射区。以上均双手取穴，每次每穴区按摩2~3分钟。

方法二：手掌贴放术

贴放方法：将手掌轻轻地贴放在上述部位。贴放手掌时，尽量避免使施术部位产生压迫感，手掌与身体之间不要有空隙。其治疗重点就是使自律神经恢复正常。

颈椎病 🏥

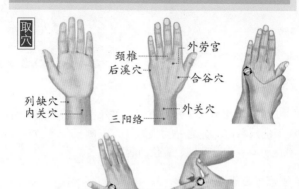

取穴

颈椎
后溪穴
外劳宫
合谷穴
列缺穴
内关穴
外关穴
三阳络

手部征象

手掌背面，第一掌指关节处（即颈椎区）有凸起
或黄棕色斑点。

手疗方法

手掌按摩术

选穴：列缺、后溪、内关、合谷、外关、外劳宫等。

按摩方法：按揉或拿捏列缺、后溪、合谷；用力点揉
或掐内关、外关、三阳络、外劳宫。每天按摩2次，10
天为1个疗程。

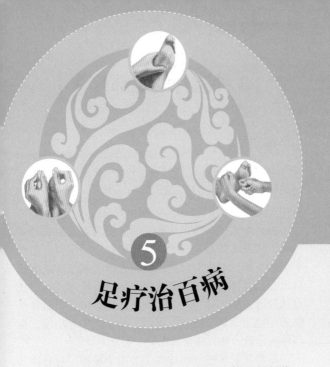

5

足疗治百病

　　足是人体的重要组成部分。足处在人体最低部位，它由52块骨骼、66个关节、40条肌肉和多条韧带组成。这些解剖特点使双足与身体健康有着密切关系。现代医学认为：双脚密布着丰富的毛细血管、淋巴管和神经末梢，与人体五脏六腑和大脑组织密切相关。通过对足部进行按摩或药物的贴敷、熏浴等疗法，可以调节脏腑功能，祛除病痛，保健养生。

3种流行的足部疗法

按摩疗法

即足部反射区按摩。所谓"反射区"，也就是指人体的各组织器官、五脏六腑，在其足、手、耳等部位均有相对应的解剖位置，这一解剖位置就称为"反射区"。

当一个人的某个组织器官或五脏六腑发生病理变化时，将在人体的足、手、耳等相对应的反射区上产生组织变异，如果对反射区进行按摩等刺激，就能获得治疗信息能量，继而通过经络传递，使之透入皮肤直达经脉，摄于体内，直达病所，从而调动和激发机体的免疫力，调节脏腑、组织、器官的生理功能，提高外治疗效，使人体得到保护、康复。

足部反射区按摩将按摩手法用于足部，与身体其他部位按摩疗法有着不同的特色。

选区原则

采用足部对应区按摩治疗疾病时，选取对应区的原则是根据病症受累的脏腑器官，并结合整体观念和辨证施治确定基本选区、重点选区和配区。

（1）基本选区：基本选区在治疗上强调提高机体

免疫和排泄功能,将"毒素"或有害物质排出体外。因此,将腹腔神经丛、肾、输尿管、膀胱等对应区作为常规的基本选区。在足部对应区按摩起重要作用,无论治疗按摩或保健按摩,在按摩开始时和结束时都要反复按摩3遍。

(2)重点选区:各种病症所累及的部位和脏腑器官其相应的对应区即为重点选区。在操作过程中需增加按压的力度和时间,如"肩周炎"的重点选区是肩胛骨、肩关节、斜方肌;妇科病症的重点选区是子宫、卵巢、阴道等对应区。

(3)配区:根据具体病症和患者的身体情况,选择配合基本对应区、重点对应区起着辅助作用的对应区。如肝炎按肝病伤脾,施以疏肝健脾;眼病配区是肝脏对应区,即肝开窍于目;关节炎配肝、肾对应区,即肝主筋、肾主骨生髓;扁桃腺炎、气管炎等有炎症的疾病配以淋巴腺对应区,以增强免疫抗病功能。

按摩手法

按摩手法是以拇指或其他手指的指腹,或指并节的压力,在足部对应区内,均匀有规律地按压。现将临床上常用手法介绍如下:

① 压法

(1)拇指尖施压法:此法较为常用。它可通过拇指第一关节的屈伸运动进行，因为拇指最为柔软、灵活，是最粗壮有力的手指，运动角度也比较大。拇指按压足底时，其余4个手指支在足背上；拇指按压足背时，其余4个手指支在足底上，使操作灵活，便于施力。

按摩时，将拇指关节在患者足部皮肤上弯曲成直角，着力点在偏离指甲尖端中央2～3毫米处，垂直用力按压。接着去掉按压之力，手指放松，手指伸直与患者皮肤平行。这样一个动作完成。一系列动作不间断、有节奏、轻柔地进行，可将刺激能量均衡地施于对应区内。此法适合初学者，可用于各个对应区。久用此法，拇指经常处于紧张状态，易患腱鞘炎，可与其他手法交替使用（见图①）。

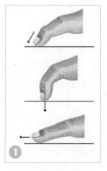

（2）示指单勾施压法：将示指弯曲，拇指靠于示指末节，对示指有向上推力，保持示指指骨同手掌、小臂、大臂成一条直线，这样可以省力。示指关节按压时，压1次提起1次，解除压力。用力要均匀、渗透，使刺激持久，患者又能耐受，感到舒服。此法适于足底对应区、足内外侧面和足背部分对应区（见图②）。

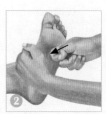

② 搓法

（1）掌搓法：一般用在治疗
开始时。操作是将手伸展开，由
足底端向足尖部来回搓压，能缓
解足部肌肉紧张，使足各个对应
区都得到按摩，有加强脏腑器官
功能的作用，有利于疾病的整体
治疗（见图③）。

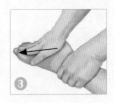

（2）拇指搓法：以拇指指腹
上半部，上下来回地搓压，适合

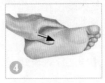

于几个对应区相距很近，又都需要按摩者。如从肾对
应区到输尿管到膀胱对应区、结肠对应区都需本手法
按摩者（见图④）。

③ 揉法

由于足对应区面积不大，只
能适合于拇指揉法，操作时以拇
指的上半部接触足的对应区，做
圆形施转压揉，向左向右旋转皆

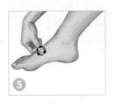

可。它的特点是施力面积较压法大，适合对应区范围
较大的部位。如腹腔丛、胃等对应区（见图⑤）。

④ 叩法

（1）示指叩法：拇指、示指两指指腹相对，中指指腹放在示指指甲上，三指合并捏紧，示指端略突出，用腕力上下动作行点叩法。足底、足背对应区皆可应用（见图⑥）。

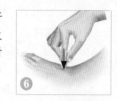

（2）撮指叩法：手指微屈，五指端捏在一起，形如梅花状，用腕部弹力上下动作行点叩法。此法适于足部肌肉少的对应区，足跟痛用叩法疗效较好（见图⑦）。

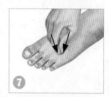

⑤ 捏法

拇指、示指分别捏压在2个对应区上压揉，或者拇指在一个对应区点压，而示指在另一面起固定作用。适合于对应区相对的部位，如下部淋巴腺就可用此法（见图⑧）。

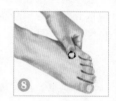

⑥ 握法

除拇指以外，其他4个手指抓握在几个反射区上，四指同时用力点压。此手法适于几个相关对应区，且按顺序排列。如胸椎、腰椎和骶椎对应区可用此法，脚

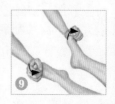

趾掌、侧面的眼、耳、鼻对应区也可用此法,用于治疗、保健皆可(见图⑨)。

注意事项

(1)按摩的节奏:就是指按压对应区的频率。根据情况,具体问题具体分析:患者体质虚者,节奏要慢;实者节奏要快。虚为体质弱,一般状态差;实为体质强,一般状态好。

(2)力度:是按摩对应区时用力的大小。一般情况下,虚者用力要轻,实者用力要重。

(3)刺激量:是指按摩时对足对应区刺激的程度。可分为轻刺激、重刺激两种。每次按摩操作时,开始要轻刺激,治疗中间要重刺激,按摩结束前要用轻刺激。随着治疗的深入,患者耐受力的提高,治疗的刺激量要加大。

(4)按压的时间:是每个对应区治疗的时间,应因人、因对应区区别对待。一般地说,按压的时间约为50秒、30秒、20秒,但也不是绝对不变。它体现出重点穴位区要重点按压,时间要长,以此类推。两足做完需要30~40分钟,每天可治疗1次,或隔日1次,10次为1个疗程,疗程之间可间隔1~2天,或连续做下一个疗程。

贴敷疗法

　　足部贴敷包括足穴和对应区两部分。是用中药加工成不同的制剂，根据疾病的需要，把配制好的药物剂型，贴敷在足穴或对应区上，达到治疗疾病的一种方法。

选穴原则

　　（1）根据病变部位选穴：根据病变部位在足部选取对应区。如眼病选眼的对应区，咳嗽、喘选肺和气管的对应区等。

　　（2）根据中医理论选穴：根据中医学的脏腑经络学说及其生理病理关系选穴。如偏头痛选胆经的足部穴位，因胆经循行于头侧；目赤肿痛选肝经的足部穴位，因"肝开窍于目"，等等。

　　（3）根据现代医学知识选穴：如月经不调选脑垂体对应区；输液反应选肾上腺对应区等。

贴敷方法

　　贴敷方法所用的药物及配制，就包括药物的选择和赋形剂的使用。如果所用中草药是鲜品，草药本身含有汁液，只需将药弄碎压成糊状，即可贴敷于足对应区或俞穴上，进行治疗疾病。若是所用的药物是干品，需将药品粉碎，研成细粉末，而后加赋形剂，如酒、醋、水、姜汁、鸡蛋清、蜂蜜等，调匀就可使用。由于操作方法简单，患者可以自己配制，独立操作。

（1）药粉：把所需要处方中的药物粉碎成粉末状，混合均匀，用罐或瓶盛装后放置阴凉处备用。使用时，将药粉用水或其他赋形剂调和成饼、团、丸皆可，放在医用胶布上，贴在治疗的对应区或足穴上。

（2）药丸：将处方中的药物全部粉碎成粉末，加入酒、醋或鸡蛋清、蜂蜜等，揉成丸状，大小根据对应区或足穴而定，贴在治疗的对应区或足穴上，用医用胶布固定即可。此法一般用于较小的对应区或足穴上。

（3）药泥：将处方中的新鲜草药直接捣碎成糊状。或将草药干品粉碎成粉末，加入酒、醋、鸡蛋清、蜂蜜等，使之调成糊状，涂于对应区或足穴上，注意厚薄要均匀。药泥的特点是使药力缓慢释放、作用持久，易做成不同形状，贴在对应区或足穴上。

（4）药膏：将处方中的药物粉碎成细末，搅拌均匀后加入醋、酒或蜂蜜等，根据不同需要选用不同赋形剂，置于锅内加热，熬成膏状。

使用时将药膏直接粘在对应区或足穴上。药膏的特点是药力渗透性较强，药效释放柔和，黏着性好，易延展。

（5）药饼：将处方中的药物粉碎，调和均匀后，放入少量面粉，加水和成糊，压成饼状，用锅蒸热，趁热贴于治疗的对应区或足穴上。此法可增强疗效，加强药物的渗透。

（6）药水：将处方中的药物用温水先浸泡半小时，然后用大火煮开，当药液煮到水减至原来药液的一半时，改用小火煮，同时将干净软布或纱布浸入药液中。使用时，将软布或纱布轮换敷于所需治疗的对应区或足穴上。此法具有药物的作用，还有热效应，具有活血、舒筋、润肤等功效。使用本法时注意防止烫伤。

注意事项

（1）凡是皮肤过敏者，不能应用本法。

（2）足部皮肤有严重溃疡、糜烂及创伤者不能应用本法。

（3）急腹症、有手术指征者不能用本法。

熏浴疗法

足部熏浴法，包括足部熏蒸法与足部洗浴法两部分内容，属于中医的外治法范畴。

熏蒸法，又称蒸气疗法或中药蒸汽浴，系利用药液加热蒸发的气体进行治疗的方法。

洗浴法，又称浸洗法。足部洗浴法是用药物煎汤，浸洗足部，以达治疗目的的方法。

熏浴方法

熏蒸法与洗浴法，可以分别运用，也可配合使用，既可先熏后浴，又可边擦边浴。总之，应根据具体情况，灵活运用。

熏蒸法：将加热煮沸的中药煎剂，倒入适当大小的容器中至 1/2 ~ 2/3 处，让患者将双足置于容器中，离药液一定距离，上部可覆盖毛巾，以防热气外透，便于保温，进行熏蒸。

洗浴法：将药物煎水，去渣取液，然后用此药液浸洗双足，或先熏后浴。

熏浴法每天可进行 1 ~ 2 次，每次 30 分钟左右。该法适用于各种癣，跌损所致的肢体肿胀、疼痛，风寒感冒汗不出，脚气冲心，小便不通，风湿性疾病，周围血管障碍，运动系统疾病，肥胖症，瘙痒症。

注意事项

（1）熏蒸时足部与药液间要保持适当距离，并根据药液的温度不断调整，以温热舒适，不烫伤皮肤为度。

（2）洗浴温度以 40℃左右为宜，防止烫伤。

（3）治疗时要注意保暖，免受风寒，熏浴后要将足部擦干。

（4）恶性肿瘤，癫痫，急性炎症，心功能不全，慢性肺心病等禁用熏蒸法。

足疗的注意事项

适应证

拔罐疗法的适应证非常广泛，现仅列出最常见的适应证如下：

1	单一的慢性病	慢性胃炎、神经衰弱（失眠）、高血压、眩晕、坐骨神经痛、肩周炎、腰腿痛、关节软组织损伤、颈椎病、鼻炎、慢性咽喉炎、前列腺病、闭经、月经不调、经前紧张症、网球肘、下肢浮肿等
2	急性疼痛性病症	心绞痛、偏头痛、急性咽喉痛、声音嘶哑、上呼吸道感染、急性扁桃腺炎、痛经、落枕、急性腰扭伤、踝关节扭伤、急性乳腺炎、急性胃肠炎、牙痛、急性软组织损伤、晕车、便血等
3	疑难杂症	脑出血、脑栓塞、心律不齐、冠心病、慢性肾炎、牛皮癣、糖尿病、再生障碍性贫血、子宫肌瘤、胆囊炎并胆结石、泌尿系结石等

禁忌证

❶ 足部有新鲜或未愈合的伤口，或足部骨折。

❷ 足部皮肤有皮肤病，如足部皮肤上的脓疮、溃疡等。

❸ 各种急、慢性传染病。

❹ 有出血性或出血倾向的疾病，如呕血、便血等，或白血病等。

❺ 患者有心脑等疾病出现昏迷者，重度心脏病如出现心力衰竭者，肾脏病如出现肾功能衰竭者。

❻ 皮肤高度敏感者、极度虚弱者、精神极度紧张者、精神病患者。

❼ 妇女妊娠期间和月经期。

特别提醒

　　足疗虽然安全有效、方便实用，但仍需对症而治，不可滥用，否则可能产生不良反应或者副作用，所以实际应用时应予以注意。

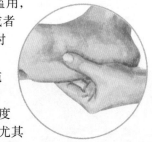

❶ 选择足疗法，要对症施治，不可随意滥用和泛用。

❷ 足部熏浴时，注意要温度适中，防止皮肤被烫伤，尤其

是生活不能自理者、感觉迟钝者更应注意。

③ 有些药物或配剂外用后可能会起疱，或局部皮肤发红、瘙痒，有的患者甚至会出现过敏反应。一旦出现这种症状，要停用药物，涂以消炎、抗过敏类药品，待皮肤恢复正常后再使用。为防止起疱，在使用一些有很强刺激性的药物时，可先涂一层石蜡油或植物油，以保护皮肤。

④ 对发热、出血患者等，足疗时要严密观察病情，采用必要的防护措施，防止意外。体质虚弱者、老年患者，要加强护理，防止晕厥及其他异常情况发生。

⑤ 足疗完毕后，应洗净患处，拭干。

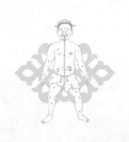

足疗治疗 28 种常见病

糖尿病 💊

按摩方法

❶ 双足对搓5 ~ 10分钟。	❷ 揉压双足肾脏反射区 2 ~ 3分钟。

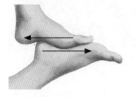 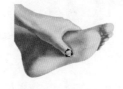

❸ 揉压双足肾上腺反射区 2 ~ 3分钟。	❹ 揉压双足膀胱反射区 2 ~ 3分钟。

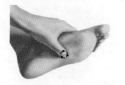 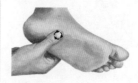

⑤ 推双足输尿管反射区
2 ~ 3 分钟。

⑥ 屈示指点胃反射区
3 ~ 5 分钟。

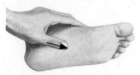
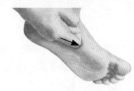

⑦ 屈示指点十二指肠反
射区 3 ~ 5 分钟。

⑧ 拇指重推足底正中线
3 分钟。

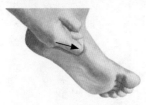
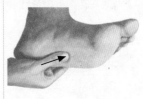

⑨ 双手拇指、示指揉双
足大拇指 5 分钟。

⑩ 按压脑垂体反射区 5
分钟。

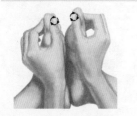
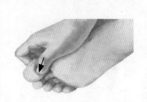

⑪ 按压胰腺反射区5分钟。

⑫ 拇指平推足大拇指从趾根至趾尖3～5分钟。

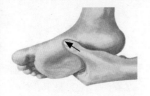

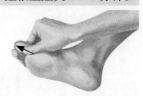

⑬ 捏揉足跟3～5分钟。

⑭ 按压涌泉穴5～8分钟。

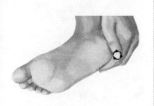

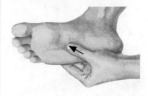

⑮ 揉太溪穴5分钟。

⑯ 揉然谷穴5分钟。

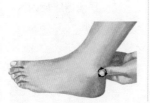

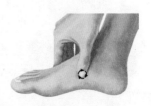

高血压

按摩方法

① 揉头部反射区 2 ~ 3 分钟。	② 按压耳部反射区 2 ~ 3 分钟。
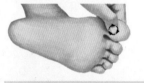	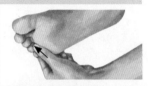
③ 推肾脏反射区 2 ~ 3 分钟。	④ 推输尿管反射区 2 ~ 3 分钟。
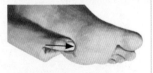	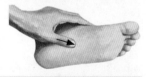
⑤ 推膀胱反射区 2 ~ 3 分钟。	⑥ 点按平衡器官反射区 2 ~ 3 分钟。
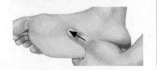	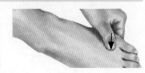

足部贴敷

有两种贴敷方法。

方法一：

【选方】吴茱萸、川芎各5克研为细末，鸡蛋清调如膏，摊于硫酸纸上，敷于头对应区及涌泉穴，胶布固定。

【选位】头反射区、涌泉穴。

【贴敷方法】将吴茱萸、川芎研为细末，加鸡蛋清调成膏状，摊于硫酸纸上，敷于头反射区及涌泉穴，用胶布固定。

方法二：

【选方】苦瓜藤10克，灯笼泡1把，捣烂敷头对应区、小脑对应区。

【选位】头反射区、小脑反射区。

【贴敷方法】将苦瓜藤、灯笼泡捣烂敷在头反射区、小脑反射区。

足部熏浴

【选方】茺蔚子、桑树皮、桑叶各10～15克。

【熏浴方法】以上药煎汤1500毫升，稍凉至不烫脚时，倒入盆中，把双脚放入盆内浸泡半小时。一般泡后30分钟开始降压，1小时后作用最强，维持4～6小时。浸泡1～2次后，血压即可恢复正常。

高脂血症 🏥

按摩方法

① 双足取穴自下向上推按甲状腺反射区各5分钟。

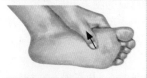

② 拇指用力按揉左足脾5分钟。

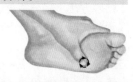

③ 拇指平推输尿管反射区1分钟。

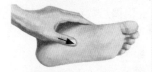

④ 点按肾反射区0.5分钟。

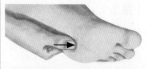

⑤ 捏拿甲状旁腺反射区1分钟。

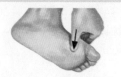

⑥ 捏揉胰腺反射区0.5分钟。

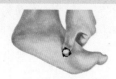

⑦ 指推按胃反射区 0.5
分钟。

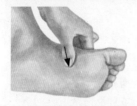

⑧ 按揉肾上腺反射区
0.5 分钟。

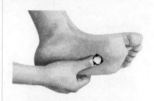

⑨ 按压颈部反射区 1
分钟。

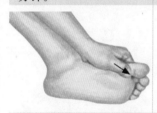

⑩ 按揉心反射区 1
分钟。

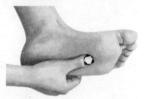

⑪ 揉大脑反射区 1
分钟。

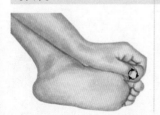

⑫ 拇指点按涌泉穴 3~4
分钟。

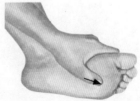

肥胖症 ➕

按摩方法

① 用单手示指扣拳法、拇指推掌法、扣指法，取肺支气管反射区10～15次。

② 用单手示指扣拳法、拇指推掌法、扣指法，取脾反射区10～15次。

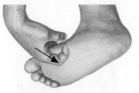 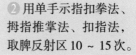

③ 用单手示指扣拳法、拇指推掌法、扣指法，取肾反射区10～15次。

④ 用单手示指扣拳法、拇指推掌法、扣指法，取输尿管反射区10～15次。

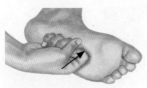 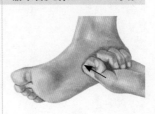

⑤ 用单手示指扣拳法、拇指推掌法、扣指法，取膀胱反射区 10 ~ 15 次。

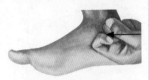

⑥ 用单手示指扣拳法扣膀胱反射区 10 ~ 15 次。

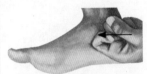

⑦ 用拇指平推法作用于肺支气管反射区 10 ~ 15 次。

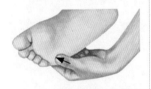

⑧ 用拇指端点按脾反射区 10 ~ 15 次。

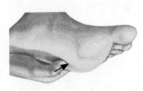

⑨ 用拇指平推法作用于输尿管反射区 10 ~ 15 次。

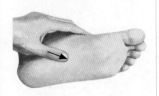

⑩ 用握足扣指法点肾反射区 10 ~ 15 次。

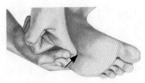

⑪ 用单手示指扣拳法、拇指推掌法、扣指法，取心脏反射区 10 ～ 15 次。

⑫ 用单手示指扣拳法、拇指推掌法、扣指法，取脾反射区 10 ～ 15 次。

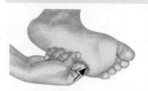

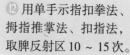

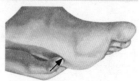

⑬ 用单手示指扣拳法、拇指推掌法、扣指法，取肾反射区 10 ～ 15 次。

⑭ 用单手示指扣拳法、拇指推掌法、扣指法，取膀胱反射区 10 ～ 15 次。

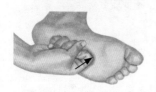

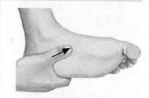

足部贴敷

【选方】大黄、芒硝各 10 克。

【选位】大肠反射区。

【贴敷方法】上药共研细面，以凡士林调成膏状，敷于大肠反射区。每次 8 小时，每晚 1 次，10 次为一疗程。

肩周炎 💊

按摩方法

① 对搓双足底 3 分钟。 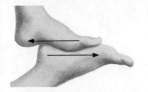	② 按揉双足颈项反射区 30 次。 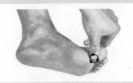
③ 按压双足脑垂体反射区 30 次。 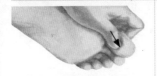	④ 推双足腹腔神经丛反射区 30 次。 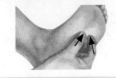
⑤ 推压双足肾上腺反射区 30 次。 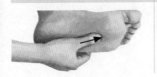	⑥ 推双足肾脏反射区 50 次。 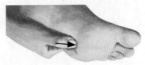

❼ 推双足输尿管反射区
30 次。

❽ 推压双足膀胱反射区
50 次。

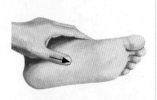 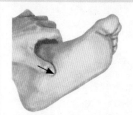

❾ 拇指、示指捏肩关节
反射区 30 次。

❿ 拇示指捏髋关节反射
区 30 次。

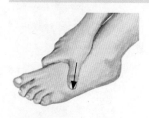 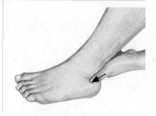

足部贴敷

【选方】丹参、当归、没药、乳香各 20 克。

【熏浴方法】上药水煎后趁热洗足，每次 30 分钟，每
日 2 次。

颈背痛 ✚

按摩方法

① 用拇指推法推肾上腺反射区 3 分钟左右。

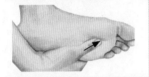

② 用拇指推法推肾脏反射区 3 分钟左右。

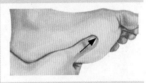

③ 用拇指推法推输尿管反射区 3 分钟左右。

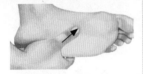

④ 用拇指推法推膀胱反射区 3 分钟左右。

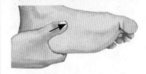

⑤ 用拇指按法按颈反射区 3 分钟左右。

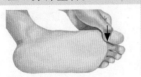

⑥ 用拇指推法推颈椎反射区 3 分钟左右。

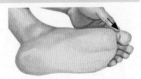

颈椎病 🧰

按摩方法

1 按揉颈椎反射区30秒。

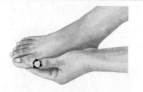

2 按揉颈反射区30秒。

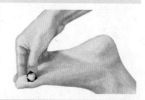

3 推擦肾脏反射区30秒。

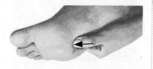

4 推擦输尿管反射区30秒。

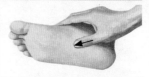

5 推擦肩关节反射区30秒。

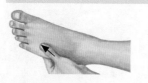

6 拇指平推颈反射区30秒。

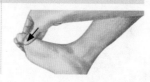

⑦ 拇指平推膀胱反射区30秒。

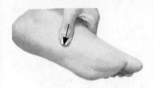

⑧ 点按肩关节反射区30秒。

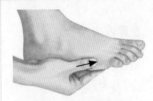

⑨ 点按额窦反射区30秒。

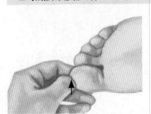

⑩ 点按头反射区30秒。

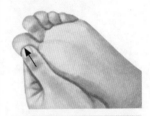

⑪ 点按小脑反射区30秒。

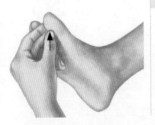

⑫ 擦足内侧缘反射区30秒。

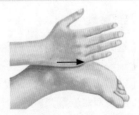

腰痛 ✚

按摩方法

❶ 用拇指推肾上腺反射区 3 分钟左右。	❷ 用拇指推肾脏反射区 3 分钟左右。
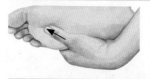	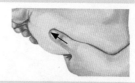
❸ 用拇指推输尿管反射区 3 分钟左右。	❹ 用拇指推膀胱反射区 3 分钟左右。
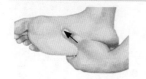	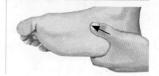

足部贴敷

【选方】附子 30 克，白酒适量。

【选位】双足心涌泉穴。

【贴敷方法】将附子研成细末，用白酒调为稀糊状，外敷于双足心涌泉穴，一日一换。

鼻炎 🧰

按摩方法

① 拇指按揉大脑反射区 1 分钟。	② 拇指端按揉颈椎反射区 2 分钟。

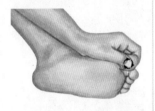
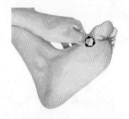

③ 示指按压鼻反射区 3 ~ 5 次。	④ 拇指推按肺、支气管反射区，并在中趾根部敏感点处点按 5 ~ 10 次。

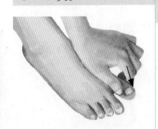
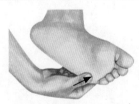

⑤ 拇指、示指掐揉头、颈淋巴结反射区 1 分钟。

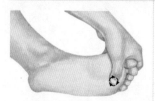

⑥ 握足扣指法点肾反射区 1 分钟。

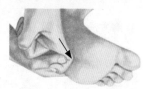

⑦ 拇指平推输尿管反射区 1 分钟。

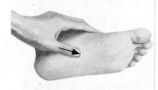

⑧ 用单手示指扣拳法叩膀胱反射区 1 分钟。

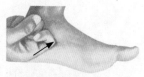

⑨ 拇指平推扁桃体反射区 1 分钟。

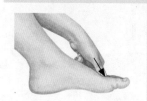

⑩ 双拇指推腹腔神经丛反射区 3 ~ 5 分钟。

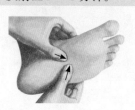

冠心病 🧰

按摩方法

❶ 拇指按揉心脏反射区 5 分钟。	❷ 按压小肠反射区 3 ~ 5 分钟。
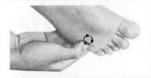	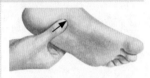
❸ 按压胃反射区 3 ~ 5 分钟。	❹ 按压十二指肠反射区 3 ~ 5 分钟。
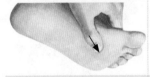	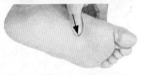
❺ 按压脾反射区 3 ~ 5 分钟。	❻ 按压足部腹腔神经丛反射区 3 ~ 5 分钟。
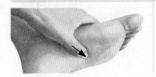	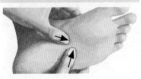

⑦ 拇指平推肾反射区 3 ~ 5 分钟。

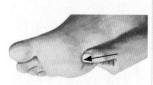

⑧ 拇指平推肾上腺反射区 3 ~ 5 分钟。

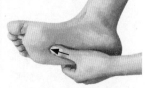

⑨ 拇指平推输尿管反射区 3 ~ 5 分钟。

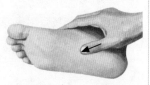

⑩ 拇指平推膀胱反射区 3 ~ 5 分钟。

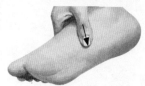

⑪ 拇指平推平衡器官反射区 3 ~ 5 分钟。

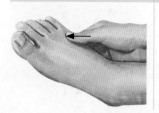

⑫ 拇指端点按太溪穴 3 ~ 5 分钟。

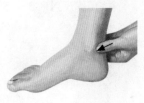

⑬ 拇指端点按胰腺反射区 3 ~ 5 分钟。

⑭ 拇指平推压涌泉穴 3 ~ 5 分钟。

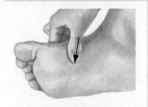
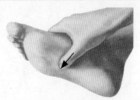

⑮ 拇指按揉第二、三足趾，并各旋转 30 ~ 50 次。

⑯ 推擦足底正中线 300 次。

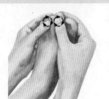
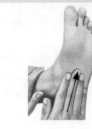

足部贴敷

【选方】大蒜 60 克，桃仁 30 克，冰片、生巴豆各 20 克，鸡蛋 2 个。

【选位】双足涌泉穴。

【贴敷方法】上药捣烂，鸡蛋清调成膏，装入油纱布袋内，烘热。敷双足涌泉穴约 5 分钟，每日 1 次。

风湿症 💊

按摩方法

① 拇指推肾脏反射区 30 秒。

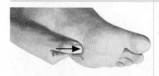

② 拇指推输尿管反射区 30 秒。

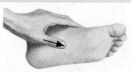

③ 拇指推膀胱反射区 30 秒。

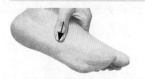

④ 拇指点按上身淋巴反射区 30 秒。

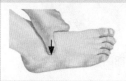

⑤ 拇指点按下身淋巴反射区 30 秒。

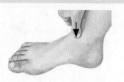

⑥ 屈示指点按肾上腺反射区 30 秒。

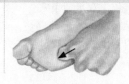

⑦ 拇指按揉肩反射区 30 秒。

⑧ 拇指点按髋关节反射区 30 秒。

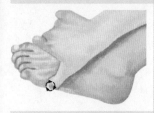

⑨ 拇指点按膝反射区 30 秒。

⑩ 拇指按揉肘关节反射区 30 秒。

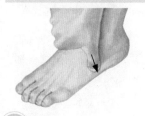 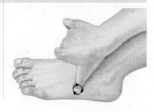

足部贴敷

【选方】一般使用一些通络、止痛、补阳的中药。

【选位】全身选穴，每次选 20 个穴位，风门、曲池、环跳、风市、委中等穴位较重要。

【贴敷方法】每年从夏至就开始贴敷，一直到处暑，约两个月。10 天贴一次，每次贴敷治疗时间 2 ~ 4 小时。一般贴敷两三年即可有明显效果。

咳喘病 🏥

按摩方法

① 拇指推肾反射区 1 ~ 2 分钟。

② 拇指推输尿管反射区 1 ~ 2 分钟。

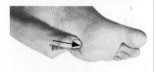

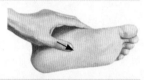

③ 拇指推膀胱反射区 1 ~ 2 分钟。

④ 拇指推按肺、支气管反射区，并在中趾根部敏感点处点按5 ~ 10次。

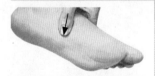

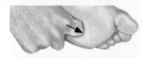

⑤ 拇、示指掐揉头、颈淋巴结反射区 1 分钟。

⑥ 拇指点按心脏反射区 1 ~ 2 分钟。

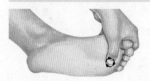

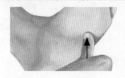

⑦ 拇指按揉甲状旁腺反射区 1 ～ 2 分钟。

⑧ 拇指点按喉反射区 1 ～ 2 分钟。

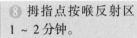

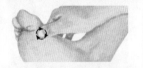

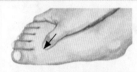

⑨ 用拇指按法按胸部淋巴结反射区 3 分钟左右。

⑩ 大鱼际擦上身淋巴反射区 1 ～ 2 分钟。

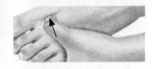

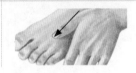

足部贴敷

【选方】白矾 30 克，面粉、醋各适量。

【选位】足心。

【贴敷方法】以上药物和匀做成小饼状，贴在两足心，布包一昼夜，隔天一次。

足部熏浴

【选方】鱼腥草 60 克，苏子、地龙各 30 克，五味子 20 克，沉香 10 克。

【熏浴方法】上药同 2 个鸡蛋同煎 30 分钟（沉香后下），去渣，食蛋，以汤浸洗双足，每晚 1 次。

腹泻 💊

按摩方法

① 用拇指推法推肾上腺反射区 3 分钟左右。

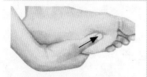

② 用拇指推法推肾脏反射区 3 分钟左右。

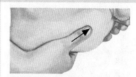

③ 用拇指按压输尿管反射区 3 ~ 5 分钟。

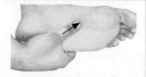

④ 用拇指推法推膀胱反射区 3 分钟左右。

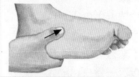

⑤ 用拇指按法按胃反射区 2 分钟左右。

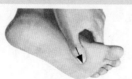

⑥ 用拇指推法推脾反射区 5 分钟左右。

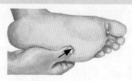

⑦ 用拇指推法推腹腔神经丛反射区2分钟左右。

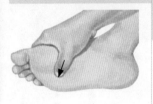

⑧ 用拇指推法从外侧向内侧推横结肠反射区、乙状结肠和直肠反射区各1分钟左右。

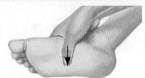

足部贴敷

【选方】枯矾50克，面粉20克，米醋适量。

【选位】涌泉穴、肚脐。

【贴敷方法】将枯矾研为细末，加入米醋、面粉，共调匀成稠糊状，分别涂于双足涌泉穴、肚脐，覆以纱布，用胶布固定。每日换药3～5次。

足部熏浴

【选方】吴萸30克，米壳、肉蔻、桂枝、木香、陈皮各20克。

【熏浴方法】上药水煎取汁足浴。每日2～3次，每次10～15分钟，1日1剂。

便秘 🏥

按摩方法

① 用拇指推法推肾上腺反射区 3 分钟左右。

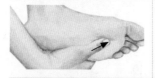

② 用拇指推法推肾脏反射区 3 分钟左右。

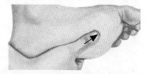

③ 用拇指推法推输尿管反射区 3 分钟左右。

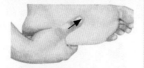

④ 用拇指推法推膀胱反射区 3 分钟左右。

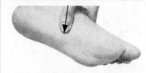

⑤ 用拇指按法按脾反射区 1 分钟左右。

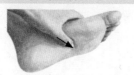

⑥ 用拇指按法按胃反射区 1 分钟左右。

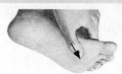

⑦ 用拇指按法按十二指肠反射区 1 分钟左右。

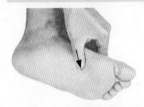

⑧ 用拇指按法按盲肠反射区 1 分钟左右。

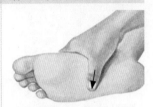

⑨ 用拇指按法按阑尾反射区 1 分钟左右。

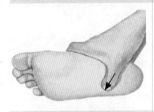

⑩ 用拇指推法推升结肠反射区 2 分钟左右。

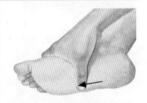

⑪ 用拇指推法推横结肠反射区 2 分钟左右。

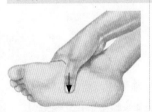

⑫ 用拇指推法推降结肠反射区 2 分钟左右。

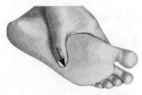

胃痛 ✚

按摩方法

❶ 用拇指推法推肾反射区 3 分钟左右。

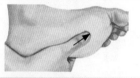

❷ 用拇指推法推肾上腺反射区 3 分钟左右。

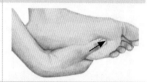

❸ 用拇指推法推输尿管反射区 3 分钟左右。

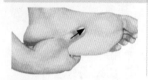

❹ 用拇指推法推膀胱反射区 3 分钟左右。

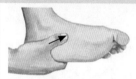

足部贴敷

【选方】吴茱萸适量。

【选位】涌泉穴。

【贴敷方法】将吴茱萸研为细末，用醋调为稀糊状，外敷于双足心涌泉穴。一昼夜换药 1 次，连续数日。

失眠 💊

按摩方法

● 按脑反射区3～5分钟。	● 按揉额窦反射区3～5分钟。
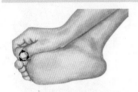	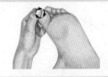
❸ 按揉腹腔神经丛反射区3～5分钟。	● 按压肝反射区3～5分钟。
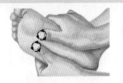	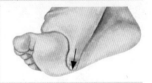
❺ 按压脾反射区3～5分钟。	❻ 按压肾上腺反射区3～5分钟。
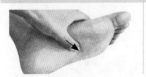	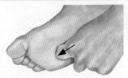

⑦ 按压甲状腺反射区 3 ~ 5 分钟。

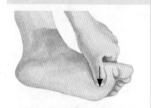

⑧ 推肾反射区 15 次。

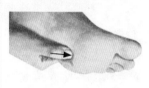

⑨ 推肾上腺反射区 15 次。

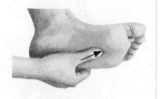

⑩ 推膀胱反射区 15 次。

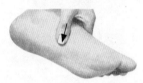

⑪ 推输尿管反射区 15 次。

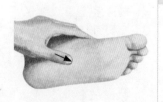

⑫ 用拇指指腹推按足底正中线 15 ~ 20 次。

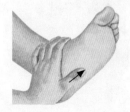

近视 🏥

按摩方法

① 捏揉眼反射区30秒。

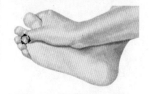

② 捏揉头反射区30秒。

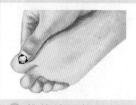

③ 推擦肾脏反射区30秒。

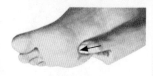

④ 推擦输尿管反射区30秒。

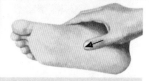

⑤ 推擦膀胱反射区30秒。

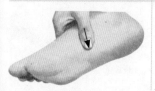

⑥ 点按肾脏反射区30秒。

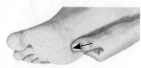

耳鸣耳聋 ➕

按摩方法

❶ 搓足底足背1分钟。	❷ 按揉颈项反射区30次。
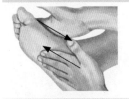	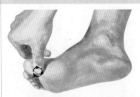
❸ 按压脑垂体反射区30次。	❹ 捏腹腔神经丛反射区30秒。
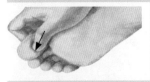	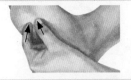
❺ 推肾上腺反射区30次。	❻ 推肾脏反射区30秒。
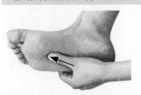	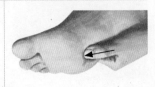

⑦ 推输尿管反射区 50 次。

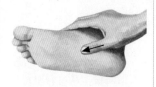

⑧ 推按膀胱反射区 12 ~ 15 次。

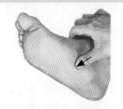

⑨ 捏小脑、脑干反射区 30 次。

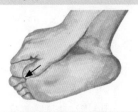

⑩ 按压颈椎反射区 30 秒。

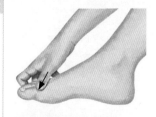

⑪ 捏揉耳反射区 30 次。

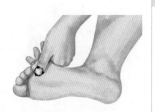

⑫ 擦足跟内侧和足底 2 分钟。

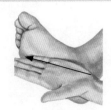

阳痿 ✚

按摩方法

阳痿的足部反射区自我按摩方法和遗精基本相同。

❶ 用拇指推法推肾上腺反射区 10 分钟左右。	❷ 用拇指推法推肾脏反射区 10 分钟左右。

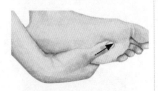 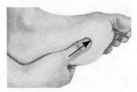

❸ 用拇指推法推输尿管反射区 10 分钟左右。	❹ 用拇指推法推膀胱反射区 10 分钟左右。

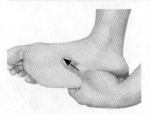 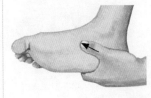

⑤ 用拇指按法按脑垂体
反射区 2 分钟左右。

⑥ 用拇指推法推生殖腺
反射区 3 分钟左右。

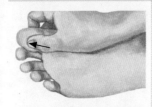
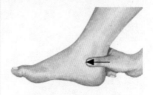

⑦ 用拇指推法推前列腺
反射区 3 分钟左右。

⑧ 用拇指按揉法按揉腹
股沟反射区 2 分钟左右。

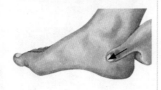
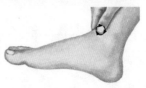

足部贴敷

【选方】吴茱萸 200 克。

【选位】脐下、足心涌泉穴。

【贴敷方法】将吴茱萸用酒拌匀，分为数份，用布包好，蒸热，趁热以药袋热熨脐下、足心涌泉穴，待冷后再更换。每次 20 ~ 30 分钟，每天 2 次。

遗精

按摩方法

① 用拇指推法推肾上腺反射区 10 分钟左右。

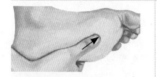

② 用拇指推法推肾脏个反射区 10 分钟左右。

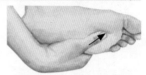

③ 用拇指推法推输尿管反射区 10 分钟左右。

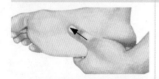

④ 用拇指推法推膀胱反射区 10 分钟左右。

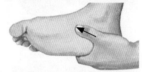

⑤ 用拇指按法按脑垂体反射区 2 分钟左右。

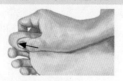

⑥ 用拇指推法推生殖腺反射区 3 分钟左右。

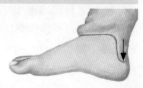

⑦ 用拇指推法推前列腺
反射区 3 分钟左右。

⑧ 用拇指按揉法按揉腹
股沟反射区 2 分钟左右。

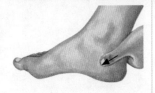

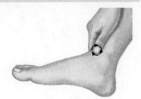

⑨ 拇指按揉太冲穴 2~3
分钟。

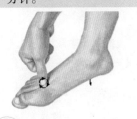

足部贴敷

【选方】清水适量。

【熏浴方法】将清水加热至 50 ~ 60℃，倒入木桶内
或瓷盆内，患者正坐，脱去鞋袜，赤足在热水中浸洗。
每次 8 ~ 10 分钟，每晚睡前 1 次，睡前要保持心境平静。

前列腺病 ➕

按摩方法

❶ 对搓双足底3~5分钟。 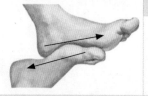	❷ 揉压双足肾脏反射区2~3分钟。 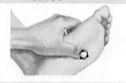
❸ 揉压双足膀胱反射区2~3分钟。 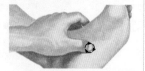	❹ 推双足输尿管反射区2~3分钟。 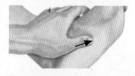
❺ 屈示指揉压肾上腺反射区2~3分钟。 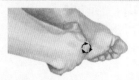	❻ 屈示指点性腺反射区2~3分钟。 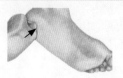

⑦ 按压脑垂体反射区3 ~ 5分钟。

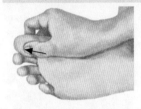

⑧ 按压睾丸反射区3 ~ 5分钟。

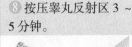
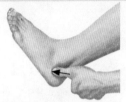

⑨ 推尿道、阴道反射区2 ~ 3分钟。

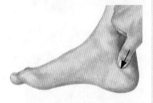

⑩ 拇指推前列腺反射区3 ~ 5分钟。

⑪ 对搓双足跟内侧5分钟。

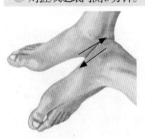

⑫ 擦肾脏反射区3 ~ 5分钟。

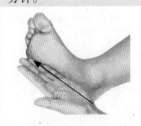

更年期综合征 ✚

按摩方法

① 按脑垂体反射区1分钟。

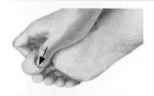

② 揉大脑反射区2分钟。

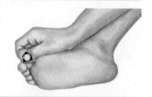

③ 揉甲状腺反射区2分钟。

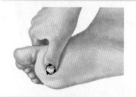

④ 揉肝反射区2分钟。

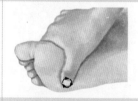

⑤ 推胃反射区20～30次。

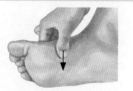

⑥ 推十二指肠反射区20～30次。

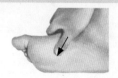

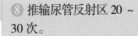

⑦ 推肾反射区 20~30 次。

⑧ 推输尿管反射区 20~30 次。

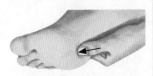
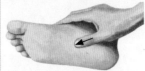

⑨ 擦肾反射区，以透热为度。

⑩ 按心反射区，以透热为度。

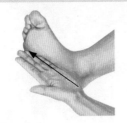
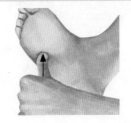

足部贴敷

【选方】百合 l0 克，远志 12 克，丹参 15 克。

【选位】双足涌泉穴、三阴交穴。

【贴敷方法】上药共研细面，用醋调成膏状，敷于双足涌泉穴、三阴交穴。每日一穴，轮流交替，20 次为一疗程。

月经不调 💊

按摩方法

❶ 用拇指推法推肾上腺反射区 10 分钟左右。

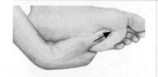

❷ 用拇指推法推肾脏反射区 10 分钟左右。

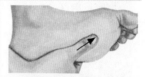

❸ 用拇指推法推输尿管反射区 10 分钟左右。

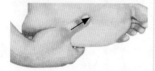

❹ 用拇指按揉法按揉膀胱反射区 3 分钟左右。

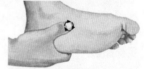

❺ 用拇指按揉法按揉脾反射区 3 分钟左右。

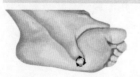

❻ 用拇指推法推肝反射区 5 分钟左右。

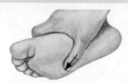

⑦ 用拇指按法按生殖腺反射区 3 分钟左右。

⑧ 用拇指按法按子宫反射区 3 分钟左右。

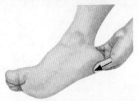

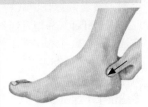

⑨ 用拇指按法按脑垂体反射区各 3 分钟左右。

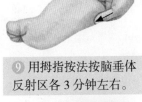

足部贴敷

有三种贴敷方法。

方法一：

【选方】乳香、没药、血竭、沉香、丁香各 15 克，青盐、五灵脂、两头尖各 18 克，麝香 1 克。

【选位】下腹部。

【贴敷方法】将诸药除麝香另研外，其余混合粉碎为末过筛，先取麝香 0.2 克，放下腹部对应区上，再取药末 15 克，撒布麝香上面，盖以槐皮。槐皮上预先钻小洞，将艾绒捏住，放槐皮上点燃灸之，1 日 1 次。此法用于肝郁气滞型月经不调。

方法二：

【选方】大黄 128 克，玄参、生地、当归、赤芍、白芷、肉桂各 64 克。

【选位】下腹部。

【贴敷方法】上药用小磨麻油 1000 克熬，黄丹 448 克收，贴于下腹部区。此法用于血热妄行型月经不调。

方法三：

【选方】山楂、葛根、乳香、没药、山甲、川朴各 100 克，白芍 150 克，甘草、桂枝各 30 克，细辛挥发油、鸡矢藤挥发油、冰片各适量。

【选位】下腹部。

【贴敷方法】先将山楂、葛根、白芍、甘草水煎 2 次，煎液浓缩成稠状，混入适量的 95% 乙醇的乳香、没药液。烘干后，与山甲、川朴、桂枝共研细末，再加入适量的细辛挥发油、鸡矢藤挥发油、冰片充分混合、过筛，备用。患者于经前 3 ~ 5 天，取上药 0.2 ~ 0.25 克，气滞血瘀型用食醋调糊，寒湿凝滞型用姜汁调，贴于下腹部。

经前期紧张症

按摩方法

① 用拇指推法推肾上腺反射区 10 分钟左右。

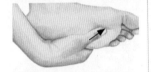

② 用拇指推法推肾脏反射区 10 分钟左右。

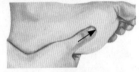

③ 用拇指推法推输尿管反射区 10 分钟左右。

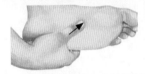

④ 用拇指推法推膀胱反射区 10 分钟左右。

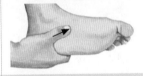

⑤ 用拇指推法推肝反射区 5 分钟左右。

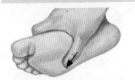

⑥ 用拇指推法推子宫反射区 3 分钟左右。

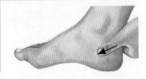

痛经 🧰

按摩方法

① 用双指钳法，自外踝关节后方起向上用示、中指钳压放松腹部反射区 5 ~ 7 次。

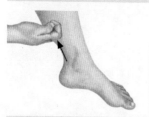

② 用指揉法，由外向内揉大脑反射区 10 ~ 20 次。

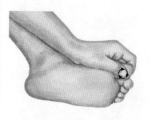

③ 拇指按揉脑垂体反射区 10 ~ 20 次。

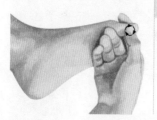

④ 拇指由足跟向拇趾方向推腰椎反射区 10 ~ 20 次。

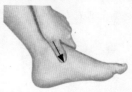

⑤ 拇指由足跟向拇趾方向推骶骨反射区 10 ~ 20 次。

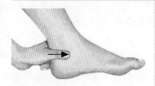

⑥ 拇指示指推内、外尾骨反射区，拐弯处向下停顿并加压至发胀。

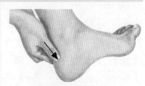

⑦ 屈示指点法，在生殖腺反射区按压 5 ~ 10 次。

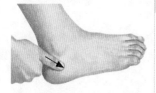

⑧ 用拇指端点法，以拇指指腹部点肾反射区 10 ~ 20 次。

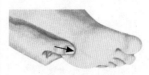

⑨ 拇指点按肾上腺反射区 10 ~ 20 次。

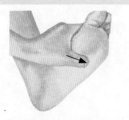

⑩ 由下向上以双拇指按揉法按揉腹腔神经丛反射区 1 ~ 2 分钟。

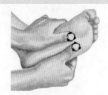

足部贴敷

有两种贴敷方法。

方法一：

【选方】寒湿凝滞型：取食盐 300 克（研末），生姜 120 克（切碎），葱头 1 个。

【选位】下腹部。

【贴敷方法】将上药炒热贴敷于足对应区下腹部。或取白芷、五灵脂、青盐各 6 克共研细末，将足对应区肾区用湿布擦净后，放药末在上面，上盖生姜 1 片，用艾灸，隔日 1 次。

方法二：

【选方】气滞血瘀、寒凝胞宫型：取方药葛根、乳香、没药、山甲、川朴各 100 克，白芍 150 克，细辛挥发油适量。

【选位】下腹部。

【贴敷方法】先将葛根、白芍水煎 2 次，煎成稠状，混入溶于适量的 95% 乙醇的乳香、没药液。烘干后与山甲、川朴共研细末，再加入细辛挥发油，充分混合、过筛。气滞血瘀者用食醋调糊；寒湿凝滞型用姜汁调后贴于足穴按摩区（同前）上。

闭经 💊

按摩方法

① 用拇指推法推肾上腺反射区 10 分钟左右。

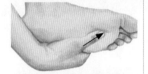

② 用拇指推法推肾脏反射区 10 分钟左右。

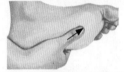

③ 用拇指推法推输尿管反射区 10 分钟左右。

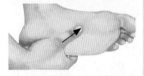

④ 用拇指推法推膀胱反射区 10 分钟左右。

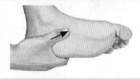

⑤ 用拇指按法按卵巢反射区 3 分钟左右。

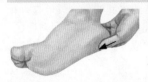

⑥ 用拇指按揉法，由足趾向足跟方向按揉输尿管反射区 1 ～ 2 分钟。

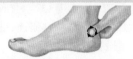

⑦ 用拇指按法按脑垂体
反射区 3 分钟左右。

⑧ 用拇指推法推肝反射
区 5 分钟左右。

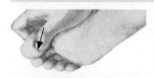

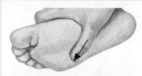

⑨ 用拇指推法推脾反射
区 5 分钟左右。

⑩ 拇指分压盆腔淋巴结
反射区，压入骨缝中，
出现胀感 1 分钟。

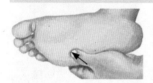

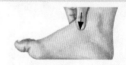

足部贴敷

【选方】气滞血瘀型闭经：大黄 128 克，芒硝 64 克，
柴胡、栝楼根、桃仁、当归、生地、红花、穿山甲、莪术、
三棱、川芎各 32 克，乳香、没药、肉桂各 22 克，川乌 10 克。
寒湿凝滞型闭经：白胡椒、黄丹、火硝各 9 克。
【选位】生殖腺。
【贴敷方法】第一种：所选药用麻油熬，黄丹收，花
蕊石 32 克、血竭 15 克另研搅，敷于生殖腺等足对应区。
第二种：所选药共研面，做成 3 个饼，连用 3 次，敷
于生殖腺等足对应区。

性冷淡 🩹

按摩方法

① 用拇指按揉法按揉肾脏反射区 3 分钟左右。

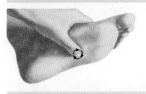

② 用拇指按揉法按揉肾脏反射区 3 分钟左右。

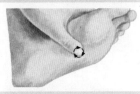

③ 用拇指推法推输尿管反射区 3 分钟左右。

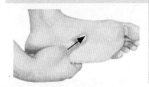

④ 用拇指按揉法按揉膀胱反射区 3 分钟左右。

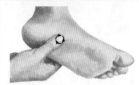

足部贴敷

【选方】吴茱萸 6 克，蛇床子 15 克，甘草 20 克。

【熏浴方法】煎汁足浴，同时进行坐浴熏洗外阴。每日 1 ~ 2 次，每次 15 ~ 20 分钟，7 天为一疗程。

慢性盆腔炎 🏥

按摩方法

① 用拇指推法推肾上腺反射区3分钟左右。

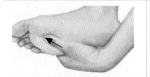

② 用拇指推法推肾脏反射区3分钟左右。

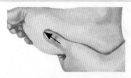

③ 用拇指推法推输尿管反射区3分钟左右。

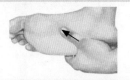

④ 用拇指推法推膀胱反射区3分钟左右。

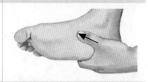

⑤ 用拇指按揉法按揉腹股沟反射区各3～5分钟。

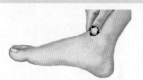

⑥ 用拇指按法按生殖腺反射区（卵巢反射区）3分钟左右。

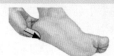

⑦ 用拇指推法推阴道、尿道反射区3分钟左右。

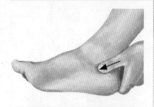

⑨ 用拇指按法按脑垂体反射区3分钟左右。

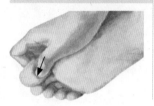

⑧ 用双指钳法，自外踝关节后方起向上用示、中指钳压放松腹部反射区5～7次。

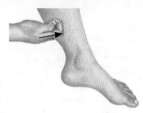

足部贴敷

【选方】取川椒、大茴香、乳香、没药、降香末各适量。
【选位】生殖腺。
【贴敷方法】将所备药物研成细末，用面粉调羹，高粱酒少许，调湿摊铺于纱布，置于足部生殖腺区。用热水袋热敷，每日2次。用于慢性盆腔炎有包块、用内服药不能显效者。

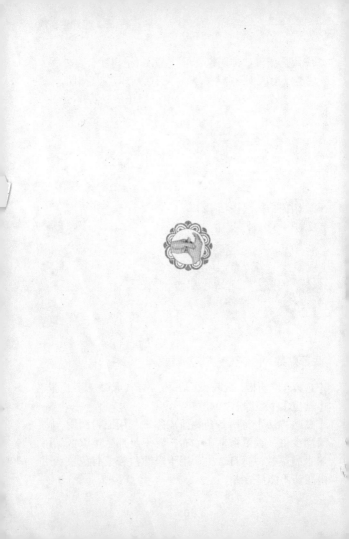